죽음과 죽어감에 답하다

죽음과 죽어감에 답하다

엘리자베스 퀴블러 로스

안진희 옮김

죽음에 관해 가장 많이 묻는
질문들에 답하다

청미

나의 첫 책 『죽음과 죽어감(On Death and Dying)』(맥밀런, 1969)이 출간된 이후로 점점 더 많은 의료 전문가, 비전문가, 기관들이 시한부 환자와 그 가족의 욕구에 관심을 기울이게 됐다.

지난 5년 동안 나는 죽어가는 환자를 돌보는 일에 관하여 약 700회의 워크숍, 강연, 세미나에 참가했다. 참가자들은 의료 서비스의 거의 모든 분야에 걸쳐 분포되어 있었다. 의사, 성직자, 간호사, 사회복지사, 호흡치료사, 작업치료사, 재활훈련사, 구급차 운전사, 장의사뿐만 아니라 사랑하는 사람의 상실을 경험한 비전문가도 있었다. 그들은 가슴에 품은 많은 질문들에 대한 답을 구하기 위해 나를 찾아왔다.

이 책은 청중들이 가장 많이 던진 질문들 중 일부에 답하기 위해 썼다. 조금 수정된 부분이 있는데, 그것은 오직 명확성을 위해 그렇게 한 것이다.

이 작은 책으로 죽음에 관한 모든 질문들에 대답할 수는 없다. 청중들이 가장 많이 던진 질문들은 죽어가는 환자에 관한 질문들이었고, 이 책의 많은 부분은 죽어가는 환자와 관련된 문제들을 다루고 있다. 청중들이 그다음으로 가장 많이 던진 질문들은 의료진 문제와 학제간(學際間)의 협동 작업에 대한 것이다. 그 외의 특별한 주제들은 독자 여러분이 쉽게 읽을 수 있도록 더 짧은 장으로 다뤘다.

'가족의 죽음과 비탄' 그리고 '종교와 사후 세계'에 대한 장들은 제외했다. 지면이 부족해서이기도 하지만 이러한 질문들에 더 잘 답해줄 수 있는 분들이 많이 있기 때문이다.

『죽음과 죽어감』에서와 마찬가지로 이 책에서도 거의 성인 환자에게만 이야기의 초점을 맞추고 있다. 아이들과 관련된 질문과 대답은 내가 쓴『아이들과 죽음(On Children and Death)』에서 찾아볼 수 있을 것이다.

병원 관계자들을 위한 직무 교육 프로그램, 의대생들과 의료 전문가들을 위한 세미나, 목회자 훈련 센터들이 점점 늘어나고 있는 상황과 더불어, 이 책은 우리가 그동안 논의 자체를 피해왔던 주제에 대해 활발하게 논의하는 데 도움이 될 것이다. 관심이 없기 때문이 아니라 삶의 최후의 고비에 생기는, 해답 없는 질문들 앞에서 느끼는 거대한 무력감 때문에 피해왔던 주제 말이다.

제1장

죽어가는
환자

죽어가는 환자는 자신의 병과 궁극적인 죽음을 인정하기 위한 몸부림 속에서 많은 단계를 거쳐야만 한다. 그는 잠시 나쁜 소식을 부정하면서 '마치 자신이 이전과 마찬가지로 튼튼하고 건강한 것처럼' 계속 활동할지도 모른다. 혹은 진단이 정확하지 않을 수 있다는 희망을 품고서 이 의사 저 의사를 필사적으로 만나볼지도 모른다. 또는 진실로부터 자신의 가족을 보호하고 싶어 할지도(혹은 그의 가족이 그를 보호하고 싶어 할지도) 모른다.

머잖아 그는 암울한 현실을 정면으로 마주보아야만 할 것이다. 그리고 분노에 가득 차서 자신의 병에 "왜 하필 나야?"라고 반응할 것이다. 만약 우리가 이 분노에 찬 환자를 함부로 판단하는 대신 지지하는 법을 배운다면(만약 우리가 그의 분노를 개인적인 모욕으로 받아들이지 않는 법을 배운다면), 그는 세 번째 단계인 협상의 단계로 나아갈 수 있을 것이다. 그는 삶을 연장해달라고 신과 홍정을 하거나, 더 고통을 겪지 않게 해준다면 선행을 하고 종교에 헌신하겠다고 신에게 약속할지도 모른다. 그는 "이 일이 내게 일어나고 있구나."라는 사실을 진정으로 인정하기 전에 '신변을 정리'하고 '미처 끝내지 못한 일들을 끝내려고' 애쓸 것이다.

우울의 단계에서 그는 처음으로 과거의 상실들을 애석해하고 그런 다음 외부 세계에 대한 관심을 잃어버리기 시작한다. 사람들과 세상일에 대한 관심이 점점 줄어들고 갈수록 더 소수의 사람들만 만나기 바라며 죽음을 준비하는 예비적 슬픔의 단계를 조용히 거쳐간다. 만약 그가 마음껏 슬퍼하도록 용인되고, 그의 생명이 인위적으로 연장되지 않고, 그의 가족이 그를 '놓아주는 법'을 안다면, 그는 평화롭게 수용의 단계에서 죽을 수 있을 것이다. (이 단계들의 사례들은 내 저서인 『죽음과 죽어감』에 자세히 묘사되어 있다.)

다음 질문들은 환자와 그 가족과 친척, 의사와 간호사들이 던진 질문들이다. 이들은 자신들이 던진 질문이 독자 여러분이 환자와 공감하고, 또한 비슷한 문제에 직면했을 때 마음이 더 편안할 수 있도록 도움이 되기를 진심으로 바라고 있다.

환자에게 말하기

담당 의사는 시한부 환자에게 자신의 진단에 대해 언제 말해야 합니까?

환자는 진단이 확정되자마자 자신이 중병에 걸렸다는 사

실을 통보받아야 합니다. 의사는 그런 다음 즉시 환자에게 희망을 주어야 합니다. 이는 환자에게 가능한 치료 방법들을 모두 말해야 한다는 뜻입니다. 일반적으로 의사들은 그러고 나서 환자가 세부 사항에 대해 더 물어볼 때까지 기다립니다. 만약 제 환자가 제게 구체적인 사항에 대해 물어본다면 저는 정직하고 솔직하게 답변할 것입니다. 저는 환자에게 그가 죽어가고 있다거나 그가 불치병에 걸렸다고 말하지 않습니다. 그저 환자에게 그가 중환자이고 모든 의료진이 인간의 능력 내에서 최선을 다해 그가 잘 기능하도록 도울 것이라고 말합니다.

환자에게 그의 불치병에 대해 알리는 것은 누구의 책임입니까? 담당 의사입니까, 아니면 성직자입니까?

의사에게 우선적으로 책임이 있지만 의사는 이 임무를 성직자에게 위임할 수도 있습니다.

모든 환자는 자신이 죽어가고 있다는 사실을 통보받아야 합니까?

어떠한 환자도 자신이 죽어가고 있다고 통보받아서는 안 됩니다. 저는 사람들에게 환자가 아직 준비되지 않았을 때 환자에게 자신의 죽음을 대면하도록 강요하지 말라고 권고합니다. 이러한 환자에게는 일단 그의 병이 위중하다고 통보하는 것이 좋습니다. 환자가 '죽음과 죽어감'의 문제를 꺼낼 준비가 됐을 때, 의사는 환자의 질문에 대답하고 환자의 이야기에 귀를 기울이고 질문들을 잘 들어야 합니다. 의사는 환자에게 그가 죽어가고 있다고 무신경하게 말함으로써 환자로부터 죽음의 순간까지 살기 위해 필요할지 모르는 한 줄기 희망을 박탈해서는 안 됩니다.

담당 의사가 환자에게 그의 불치병에 대해 통보하기를 거부한다면 어떻게 해야 합니까? 다른 누군가가 환자에게 말해도 괜찮습니까? 만약 그렇다면 누가 말해야 합니까? 그 사람은 담당 의사의 허락 없이 그렇게 해도 됩니까?

그렇게 해서는 안 됩니다. 담당 의사의 허락 없이 환자에게 말해서는 안 됩니다. 담당 의사가 성직자나 간호사, 혹은 사회복지사에게 자신을 대신해 이 일을 해달라고 명확하게 요청하지 않았다면, 환자의 직계 가족이 아닌 한 그렇게 하는 것은 부적절합니다.

언제부터 환자는 죽어가기 시작합니까? 그러니까 언제부터 환자와 우리의 관계는 죽어가는 환자와의 관계가 되기 시작합니까?

'죽음과 죽어감'에 대한 학제간(學際間) 워크숍에서 환자와 우리의 관계는 잠재적으로 치료 불가능한 병에 걸린 환자가 입원하면서 시작됩니다. 하지만 저는 그러한 준비가 훨씬 더 일찍 시작되어야 한다고 생각하고, 아이들과 젊은 이들에게 죽음이라는 현실을 대면하는 법을 가르쳐야 한다고 생각합니다. 그렇게 하면 그들은 만약 자신이 갑자기 불치병에 걸려서 미처 끝내지 못한 일들을 처리할 시간이 거의 없는 상황에 처했을 때 '죽음과 죽어감'의 모든 단계들을 거쳐야 할 필요가 없을 것입니다. 삶의 유한성을 대면할 때 그러하듯, 질이 다른 삶을 살 수 있을 것입니다.

환자가 불치병에 걸렸다는 사실을 저는 알고 있는데 환자의 가족은 통보받지 못했습니다. 저는 이러한 상황이 불편하게 느껴집니다. 저는 가족에게 환자가 죽어가고 있다는 사실을 당연히 알려야 한다고 생각합니다. 반드시 담당 의사를 통해서만 가족에게 알려야 합니까?

환자는 자신이 얼마나 심하게 아픈지 들어야 할 권리가 있습니다. 저는 가족 또한 병의 심각성에 대해 통보받아야 한다고 생각합니다. 이 소식을 그들에게 전달해야 하는 사람은 담당 의사입니다. 만약 담당 의사가 그렇게 할 수 없다면, 환자나 가족들은 환자를 돕는 직업을 가진 다른 사람들에게 접근해서 물어봐야 합니다. 일반적으로 이러한 직업에는 목사, 신부, 랍비, 간호사 등이 있습니다. 만약 환자나 가족들이 이 사람들에게 직접 물어본다면, 이 사람들은 의무적으로 담당 의사에게 알리고 만약 필요하다면 임무를 위임해달라고 요청해야 합니다.

의사소통의 어려움

의사들이 환자의 가족에게 이야기할 때 혼수상태인 환자의 침대 옆에 서서

이야기하는 방법보다 병실 밖에서 이야기하는 방법을 더 추천하십니까?

저는 의대생, 엑스턴*, 인턴들에게 혼수상태인 환자들이 사람들의 이야기를 들을 수 있을 때가 많고 병실 안에서 일어나고 있는 일을 상당히 인지하고 있다고 가르칩니다. 저는 중환자에게 마음을 터놓고 정직하게 대해야 한다는 의견에 크게 찬성하기 때문에, 제가 질병의 심각성에 대해 환자의 가족들과 이야기 나누는 것을 환자가 듣는다고 해도 큰 문제가 없다고 생각합니다. 만약 환자가 듣지 않기를 바라는 이야기를 환자의 가족과 나눠야 한다면 당연히 병실 밖으로 나갈 것입니다. 가급적 개인 진료실로 가겠지요.

환자의 가족들이 의사로 하여금 죽어가는 환자에게 '그것'에 관해 언급하지 못하도록 하는 상황에 어떻게 대처하십니까?

저는 환자와 단둘이 앉아서 그가 자신의 가족에게 이야기하지 못한 것들을 제게 이야기하도록 합니다. 그런 다음 별도의 시간을 내 가족들과 따로 만나서 가족들로 하여금 환자가 이미 대면한 상황에 대처할 수 있도록 도와야 합니다.

• 병원 임상 실습을 도는 본과 3, 4학년 의대생. 참고로, 전문의가 되기 위해서는 예과 2년, 본과 4년, 인턴(수련의) 1년, 레지던트(전공의) 4년의 과정을 거쳐야 한다.

저는 약 2년 전에 말기 암 환자를 돌봤습니다. 그녀가 이런 질문들을 던지더 군요. "제가 얼마나 아픈 겁니까?", "병이 나을까요?", "제게 무슨 문제가 생긴 거죠?", "왜 아무도 제게 아무 말도 해주지 않는 거죠?" 제가 이 환자 가 바라는 것에 대해 담당 의사에게 말하자 담당 의사가 매우 화를 내면서 제게 묻더군요. "제가 어떻게 하길 바라세요? 그녀에게 곧 죽을 거라고 말 하기 바라세요?" 그는 눈물을 글썽였습니다. 이런 상황에 대해 의견을 말씀 해주시겠습니까?

> 저는 이 담당 의사가 매우 배려심이 많은 사람이라고 생각 합니다. 환자에게 굉장히 마음을 쓰고 있고 이 환자가 낫 지 않을 것이라는 사실에 괴로워하고 있습니다. 일단 그에 게 공감을 표하고 싶습니다. 제가 이런 상황에 있다면 저 는 그에게 이와 같은 환자들을 돌보는 일은 매우 힘들 수 밖에 없다고 말하겠습니다. 그런 다음 제가 환자와 이야기 를 나눠도 괜찮을지 매우 조심스럽게 물어보겠습니다. 그 러면 그는 아마 환자와 이야기를 나눌 수 있도록 허가해 줄 것입니다. 자신은 너무 마음이 아파서 그렇게 할 수 없 기 때문입니다.

박사님은 '죽음에 대해 이야기하기'에 관해 말씀하셨습니다. 하지만 가령 어 떤 사람이 자신이 '왜' 죽어가고 있는지 알고 싶다고 하면 어떻게 말씀하실 건가요?

> 저는 그에게 저도 모른다고 말하고 나서 이렇게 물어보겠 습니다. "제게 진짜로 묻고 싶은 게 뭔가요?" 그러면 환자

는 아마 이렇게 말할 겁니다. 자신은 평생 동안 열심히 일했고 이제 막 은퇴를 할 참인데 왜 지금 이런 일이 일어나는지 모르겠다고 말입니다. 혹은 이렇게 말할 겁니다. "제 아이들은 너무 어려요. 아직 고등학교에 들어가지도 않았어요. 아이들이 자라는 걸 볼 수 있도록 신이 제게 몇 년만 더 주신다면 얼마나 좋을까요." 환자 옆에 앉아서 귀 기울여 들어주면 환자는 하고 싶은 이야기를 할 겁니다. 이 모든 과정이 환자가 자신의 감정을 표출하는 데 도움이 되지요. 무슨 말을 할지 준비해서 병실에 들어갈 수는 없습니다. 이야기를 나누는 바로 그 순간에 느껴지는 감정을 솔직하게 말하세요. 그리고 무슨 말을 해야 할지 모르겠으면 그렇다고 솔직하게 이야기하는 것이 좋습니다.

환자가 자신의 끔찍한 고통에 대해 말하고 혹을 보여주면 어떻게 대처하시겠습니까?

저는 우선 그가 끔찍한 고통에 대해 불평하지 않아도 되도록 진통제를 충분히 처방하겠습니다. 그가 제게 혹을 보여준다면 그것은 그가 자신이 얼마나 아픈지 또는 자신이 얼마나 많은 고통을 겪고 있는지 보여주고 싶어 하는 것이라고 생각합니다. 그는 공감을 구하고 있습니다. 저는 그에게 공감을 보이려고 애쓰겠습니다.

죽어가는 사람이 박사님과 가까운 사람인 경우 그와 이야기할 때 박사님이

느끼는 공포감, 상실감, 분리감에 대해 솔직하게 말해야 합니까? 즉, 얼렁뚱땅 넘어가려 하지 말아야 합니까?

그렇습니다.

환자에게 죽음에 관해 이야기하기 가장 좋은 단계는 언제입니까?

환자에게 죽음에 관해 먼저 이야기해서는 안 됩니다. 환자가 '죽음과 죽어감'이라는 주제를 꺼낼 때까지 기다려야 합니다. 만약 환자가 자신의 고통에 대해 이야기하면, 그의 고통에 대해 이야기하십시오. 만약 환자가 죽음에 대한 두려움을 표현하면, 옆에 가만히 앉아서 이야기를 들어주고 환자에게 특별히 무엇이 두려운지 물어보십시오. 만약 환자가 죽음에 가까워지기 훨씬 전에 장례식 절차나 유언장을 준비하고 싶어 한다면, 환자에게 그렇게 하지 말라고 설득하는 대신 환자가 변호사를 구하는 것을 돕고 신변을 정리하도록 돕기 바랍니다.

저는 환자들의 질문에 솔직하게 대답하지 못하는 의사들이 걱정됩니다. 환자가 자신이 암에 걸렸는지 묻고 의사가 아니라고 대답하지 않은 경우, 의사에게는 오직 한 가지 선택권밖에 남지 않습니다. 즉, "아직 모릅니다."라고 말할 수밖에 없습니다. 이 둘 중 어느 쪽으로도 대답하지 않는 경우 환자는 암묵적인 "네."로 해석할 것입니다. 자신의 상태가 얼마나 심각한지에 대한 언급이 없기 때문에 환자는 자신이 매우 끔찍한 상태라고 의심할 것이고 이는 환자의 죽음을 앞당길지도 모릅니다.

저는 이 일이 환자의 죽음을 앞당기리라고 생각하지 않습니다. 환자는 며칠 밤을 뜬눈으로 지새우고, 걱정과 의문에 휩싸이고, 심한 불안에 시달릴지도 모릅니다. 하지만 조만간 환자는 다시 의사에게 솔직하게 물을 것입니다. 여전히 대답을 듣지 못한다면 환자는 가족, 성직자, 간호사나 사회복지사를 통해 자기의 건강 상태가 어떤지 알아내려고 노력할 것입니다. 바라건대, 환자의 친구들이나 병원 관계자 중 누군가가 환자의 질문에 답해줄 것입니다.

제 남편은 폐 공기증˚으로 진단받고 지난 4년 동안 일을 하지 못했습니다. 남편은 점점 쇠약해지고 있지만 아직 완전히 바깥출입을 못할 정도는 아닙니다. 우리 두 사람 다 고민거리가 있습니다. 그것은 둘 다 60대인데 우리는 한 번도 '죽음과 죽어감'에 대해 함께 이야기를 나누어본 적이 없다는 것입니다. 우리가 이것을 주제로 이야기를 나눠야 할까요?

부인이 이미 '죽음과 죽어감'에 관한 워크숍에 온 사실만으로도 부인이 죽음에 대해 궁금해한다는 것을 의미한다고 생각합니다. 부인은 남편을 돕고 싶고 죽음에 대해 최소한 몇몇 가지가 궁금할 것입니다. 집에 가서서 남편에게 이 워크숍에 대해 얘기해보시는 건 어떨까요. 만약 남편이 대화의 주제를 바꾼다면 남편은 아직 이 주제에 대해 불

˚ 폐 내의 공기 공간의 크기가 정상보다 커지는 병. 폐포(허파 꽈리)의 벽이 파괴되며 기침, 호흡 곤란 등이 나타난다.

편해하고 이에 대해 이야기하고 싶어 하지 않는다는 사실을 알 수 있을 것입니다. 만약 남편이 부인에게 질문들을 던진다면 부인은 '죽음과 죽어감'에 관한 논의 속으로 들어가게 될 것입니다. 그때 남편에게 지금 처리하면 더 수월할지도 모르는 일들(가령, 유언장을 작성하는 일 등)이 있지는 않은지 물어보십시오.

열네 살짜리 아이가 자신은 열여덟 살이 되면 죽게 될 것이라고 계속해서 말합니다. 아이는 현재 중병에 걸린 상태입니다. 박사님이라면 어떻게 대처하시겠습니까?

저라면 아이의 말에 귀를 기울이고 아이가 우리보다 더 많이 알지도 모른다고 생각하겠습니다.

제게는 불치병에 걸린 환자가 있습니다. 환자의 아내는 최근 심장 마비를 일으켰고 남편의 문제가 얼마나 심각한지에 대해 아직 정확하게 듣지 못했습니다. 이 사실을 그녀에게 말할 가장 좋은 방법은 무엇일까요?

한 아내가 최근 자신이 심장 마비를 일으켰고 자신의 남편이 아파서 병문안을 올 수 없다는 사실을 알고 있는데, 아무도 그녀에게 남편의 문제가 얼마나 심각한지에 대해 정확하게 얘기해주지 않으면, 제 생각에 그녀는 더 불안해하고, 더 걱정하고, 더 화가 날 것 같습니다. 저라면 그녀 옆에 앉아서 방금 남편을 방문하고 왔다고 말한 다음 병원에 입원한 두 사람 사이에서 메신저 역할을 할 것 같습니다. 두 사람이 같은 병원에 입원해 있는지는 잘 모르겠습니다만, 만약 그렇다면 부인이 일단 심장 치료 센터에서 퇴원한 후 어느 정도 상태가 회복되면 두 사람이 가급적 같은 병실에 있는 것이 좋을 것 같습니다. 만약 두 사람이 다른 병원에 입원해 있다면, 두 사람이 서로를 방문할 수 있도록 허용하는 것이 좋습니다. 서로에 대해 지나치게 마음이 상하기 전에 서로 이야기를 나누고 공유하고 싶은 것을 공유할 수 있도록 말이지요.

가족과 환자 중 가족이 더 도움을 필요로 할 때 어느 쪽을 도와야 하는지에 대해 말씀해주시겠습니까?

항상 가장 도움을 필요로 하는 사람들을 도우십시오.

환자가 자신이 죽어가고 있다는 사실 이외에 아무것도 알지 못할 때, 그 환자에게 어떻게 접근하는 것이 좋을까요?

병실 안으로 걸어 들어가서 환자에게 몇 분 정도 이야기를 나누고 싶은 마음이 있는지 물어보십시오. 그런 다음 환자 옆에 앉아서 그가 가장 필요로 하는 것이 무엇인지 물어보십시오. 그리고 "제가 당신을 위해 할 수 있는 일이 있을까요?"라고 물어보세요. 때로 그들은 그저 앉아서 손을 잡아달라고 할 것입니다. 때로는 혼자 있고 싶다면서 손사래를 칠 것입니다. 혹은 데려다줬으면 하는 사람이 있는지 물어보세요. 환자가 보고 싶은 사람을 만나는 것, 그것이 환자가 가장 필요로 하는 것일 때가 매우 많습니다. 그 사람을 데려다주면 당신은 그 환자를 도운 것입니다. 때때로 환자와 이야기를 나누고 싶은데 환자에 대해서 전혀 모를 때가 있습니다. 그럴 때면 저는 이렇게 묻습니다. "힘든가요?" 혹은 "그것에 대해 이야기하고 싶은가요?"라고요. 그러면 대개의 경우 곧 환자는 무엇이 정말로 자신을 괴롭히는지에 대해 이야기를 합니다.

부모가 열아홉 살짜리 아들에게 죽음이 다가오고 있다는 사실을 수용하지 못하고 있습니다. 어떻게 하면 부모가 아들의 죽음을 수용하도록 도울 수 있을까요? 그리고 이 사실에 대해 아들과 이야기하는 것을요. 부모 두 사람 모두 이 사실을 알고 있지만 말로 표현하지 않습니다. 아버지와 어머니는 자신들이 차마 아들과 함께 이 사실에 관해 이야기할 수 없을 것 같다고 느낍니다.

때때로 사람들에게는 촉매제가 필요합니다. 이 경우에는 당신이 촉매제가 될 수 있겠네요. 부모에게 이렇게 말할 수 있을 것입니다. "부모님의 염려와 감정을 아드님에게 표현한다면 도움이 되지 않을까요? 아드님이 세 사람 사이에 끝내지 못한 일을 좀 더 수월하게 끝내는 데 도움이 될 수도 있습니다." 만약 그분들이 그렇게 하기 힘들어한다면, 밀어붙이지 말고, 최소한 그분들과 당신의 임상 경험을 공유하세요. 그렇게 하면 그분들이 힘을 내서 마음을 열지도 모릅니다.

만약 환자가 원한다면 박사님이 환자와 함께 죽음에 관해 이야기를 나눌 것이라는 힌트를 환자에게 어떻게 내비치십니까?

저는 환자 옆에 앉아서 환자의 병, 환자의 고통, 환자의 희망에 관해 이야기를 나눕니다. 그러면 우리는 금세 삶과 죽음에 대한 자신의 철학을 이야기하게 되지요. 커다란 준비 없이도 삶의 진짜 문제들에 대한 이야기에 푹 빠집니다. 때로는 환자 옆에 앉아서 환자에게 매우 심하게 아프다는 것이 어떤 느낌인지 말해줄 수 있냐고 물어볼 수도 있습니다. 그러면 환자는 자신이 겪은 온갖 혼란에 대해 이야기한 다음 아마 이렇게 덧붙일 것입니다. "때때로 죽는 게 더 낫지 않을까 하는 생각도 들어요." 이 말을 계기로 하여 환자가 '죽음과 죽어감'에 대해 어떠한 감정, 생각, 두려움, 환상을 가지고 있는지에 대해 이야기를 나눌 수 있을 것입니다.

저는 환자를 돕는 직업을 가지고 있습니다. 그런데 어떤 병실은 들어가자마자 본능적으로 매우 부정적인 감정이 생길 때가 많습니다. 이런 환자들과 어떻게 접촉하는 것이 좋을까요? 박사님은 "저는 제 감정을 공유합니다."라고 말씀하셨는데요. 저도 그러고 싶습니다. 그런데 이처럼 부정적인 감정이 들 때도 해당되나요?

때때로 환자가 당신을 매우 화나게 만들면 자리를 뜨고 싶은 마음이 들 것입니다. 그럴 경우 저는 환자의 행동이 저를 짜증 나게 하고, 저를 화나게 한다고 환자에게 허심

탄회하게 이야기합니다. 그리고 나서 환자와 함께 이 문제에 대해 이야기를 나눈다면 환자가 더는 의료진으로 하여금 멀어지게 하지 않도록 해결책과 방법을 찾을 수 있을 것입니다. 만약 제가 마음을 열고 환자에 대한 감정을 솔직하게 말한다면, 환자는 자신의 분노를 표현할 방법을 찾을 수 있을 뿐만 아니라 제가 그에게 솔직하게 대한다는 사실을 알 것이고 앞으로 저에게 더 솔직해지고 저를 편안하게 대할 것입니다.

죽음과 죽어감에 대해 환자와 의사소통하는 법을 배울 때, 환자에게 자신의 솔직한 감정을 그대로 말로 표현하는 것이 항상 안전한가요? '안전하다'라는 단어를 쓰는 이유는 제가 '죽음과 죽어감'에 대해, 그리고 죽어가는 환자들과의 관계에 대해 저 자신이 어떠한 감정을 가지고 있는지 확실히 알지 못하는 것 같기 때문입니다. 그래서 제 감정을 표현하는 것이 환자에게 얼마나 도움이 될지 잘 모르겠습니다.

자신의 감정을 말로 표현하는 것이 항상 안전하지는 않습니다. 만약 병실에 들어섰는데 맨 먼저 드는 감정이 '그녀가 내 눈앞에서 죽지 않았으면 좋겠어.'라면 당연히 이 감정을 환자와 공유해서는 안 될 것입니다. 만약 불안감과 무력감이 드는데도 이 환자를 정말로 돕고 싶다면 환자에게 다음과 같이 말하는 것이 '안전할' 것입니다. "당신을 돕고 싶지만 어떻게 도울 수 있는지 잘 모르겠어요. 당신이 좀 더 편안해질 수 있도록 돕기 위해 제가 할 수 있는 구체적인 일이 있을까요?"라고 말입니다. 저는 꽤나 자주 환자들에게 제가 무력감을 느낀다거나 무슨 말을 해야 할지 모르겠다고 말한 다음 가만히 앉아서 환자가 도와주겠다는 신호를 보내기를 기다립니다. 이 환자들은 자신의 양가감정, 불안감, 때론 무력감을 저와 공유할 수 있으므로 저와 함께 있는 것을 매우 편안하게 여기게 됩니다. 그러면 우리는 함께 힘을 합쳐 해결책을 찾으려고 노력합니다.

심장병 환자에게 그가 겪은 심장 마비의 심각성에 대해 어느 정도 수준까지 이야기하는 게 가능할까요, 혹은 바람직할까요? 환자를 너무 많이 놀라게 해서 환자가 또 다른 심장 마비를 일으켜서 죽음을 맞이하게 하고 싶지 않습니다.

심장병 환자와 그의 심장 동맥의 심각성을 이야기하는 것에 대한 이런 두려움은 의료진의 문제이지 현실적인 문제는 아닙니다. 환자는 자신이 언제 심각한 심장 마비를 일으켰는지 매우 잘 알고 있습니다. 환자가 식이 요법, 운동, 퇴원 후 관리를 진지하게 받아들이게 하기 위해서는 심장 마비의 심각성에 대해 반드시 통보해야 합니다. 만약 당신이 환자에게 솔직하게 말하지 않는다면 환자는 훨씬 더 놀라고, 훨씬 더 불안하고, 훨씬 더 어려움을 많이 겪을 것입니다. 환자는 지나치게 음식을 많이 먹을지도 모르고 혹은 지난번 경험에 너무 겁을 먹은 나머지 운동을 전혀 하지 않으려 할지도 모릅니다. 그러면 또 다른 심장 동맥 질환이 생길지 모르지요. 우리는 심장병 환자들과 터놓고 솔직하게 대화해야 합니다. 심장 마비가 얼마나 심각했는지 말하는 동시에 심장 기능의 한계에 관한 정보를 줘야 합니다. 그런 다음 예후가 더 좋아지도록 운동을 계속하라고 격려해야 합니다.

박사님은 환자에게 기대 수명이 몇 달인지 혹은 몇 년인지에 대해 구체적인 숫자로 말하면 안 된다고 생각하십니다. 그렇다면 3개월, 1년, 2년, 혹은 5년 같이 구체적인 기간 동안 생존 가능성이 얼마나 되는지 말하는 것은 괜찮다고 생각하십니까?

우리는 임상 경험을 통해 기대 수명이 구체적으로 몇 달인지 들은 환자들이 잘 지내지 못한다는 사실을 발견했습니다. 의료진의 예측은 환자에게 얼마나 많이 살 것인지 말할 수 있을 정도로 그렇게 정확하지 않습니다. 만약 의료진이 환자에게 앞으로 6개월을 살 것이라고 말했는데 그가 6개월 후에 살아남으면, 환자는 자신이 더는 살아 있는 것 같지도 않고 그렇다고 죽을 수도 없는 매우 이상한 곤경에 처하게 됩니다. 저는 "정확히 알지 못하지만 가능성이 매우 희박한 것 같습니다."라고 말하는 편이 훨씬 더 정직하다고 생각합니다. 만약 그럼에도 환자가 구체적인 수치를 말해달라고 요구한다면 의사는 환자에게 통계적 근사치들을 말해줘야 합니다. 환자가 자신의 신변을 정리하는 데 시간이 얼마나 남았는지 알 수 있도록 말입니다.

환자들이 자신의 죽음과 관련하여 감정을 털어놓은 것에 대해 죄책감을 느끼지 않도록 어떻게 도와주십니까? 예를 들어, 제가 만난 많은 환자들은 제 앞에서 울음을 터뜨린 후에는 제가 계속 그들을 지지하려고 애씀에도 불구하고 열린 관계를 이어나가길 힘들어합니다.

> 저는 그 환자들이 자신의 슬픔과 감정을 드러내 보였기 때문에 당신과의 관계를 중단한 것이라고 생각하지 않습니다. 아마 그들은 자신의 분노와 반응성 우울*을 해소할 수 있었을 것이고 현재는 준비성 우울**의 과정을 겪고 있을 것입니다. 이 시기 동안 환자들은 관계를 '끊기' 시작합니다. 즉, 분리하고 철회(데커텍시스)***하는 것입니다. 이는 환자들이 점점 더 소수의 대인 관계를 추구한다는 의미입니다. 환자들은 지인들과 친척들을 한 번 더 보고 싶어 하고, 그런 다음 자녀들을 한 번 더 보고 싶어 하고, 결국에는 한두 사람들과만 관계를 유지하고 싶어 합니다. 일반적으로 그들의 직계 가족일 경우가 대부분입니다.

가령 심장병 환자처럼, 지속적으로 죽음의 가능성과 직면하고 있지만 절대

---

* 반응성 우울: 과거의 상실에 따른 우울. 예를 들어 어머니가 병에 걸려 더는 아이를 돌볼 수 없을 때 느끼는 우울.
** 준비성 우울: 미래의 상실에 따른 우울. 다가오는 죽음을 준비하면서 느끼는 우울. '예비적 슬픔'이라고도 한다.
*** 데커텍시스(decathexis): 애착을 의미하는 '카텍시스(cathexis)'의 반대말이다. 애착은 어떤 생각이나 물건, 가장 흔하게는 사람에 대해 느끼는 의식적이거나 무의식적인 감정과 의미를 뜻한다. 〔미국정신과협회, 『정신과 용어 사전』(워싱턴 D.C., 1969)〕 – 저자 주

'시한부 선고'를 받지 않는 환자들과 만날 때 죽음이라는 주제에 어떻게 접근하십니까?

지속적으로 죽음의 가능성과 직면하고 있는 환자들은 많이 있습니다. 이 환자들은 자신의 유한성과 대면해야만 합니다. 그러고 나면 죽음이 언제든지 일어날 수 있다는 사실을 인정하면서도 많은 나날들이 앞에 남아 있기를 희망하고, 그 덕분에 매우 질이 다른 삶을 살아갈 수 있습니다. 의료진은 이 환자들을 피해서는 안 됩니다. 이 환자들은 가능한 한 빨리 자신의 죽음이라는 현실과 대면하는 것이 좋습니다.

비전문가에게서 "당신은 차갑고 죽음에 무관심합니다."라는 말을 들었을 때 전문가는 어떻게 반응해야 합니까?

저라면 거울을 들여다보며 이 말 속에 일말의 진실이 있는지 자문할 것입니다. 만약 제가 이 사람의 죽음과 가족의 슬픔에 대해 차갑거나 무관심하지 않다면, 저는 이 말을 이 가족이 최근의 상실과 관련하여 겪고 있는 분노의 일부라고 여기겠습니다.

가족들이 분노의 단계에 있을 때, 특히 갑작스럽고 예기치 못한 상실을 겪은 후에, 그들은 자신의 분노를 애꿎은 의료진에게 퍼부을 때가 많습니다. 그들의 분노가 정당하지 않다면, 그것이 그들이 느끼는 혼란의 표현일 뿐이라고 단순하게 받아들이십시오.

시한부 환자들의 감정에 정서적으로 지나치게 관여하는 일에 어떤 위험성이 있을까요?

> 만약 당신이 팀 단위로 일하여 팀 내의 다른 의료진이 당신을 지켜보고 있고 당신이 당신의 감정을 팀원들과 공유할 수 있다면, 지나치게 관여하는 일의 위험성은 거의 없습니다. 만약 당신이 하루 종일 일하며, 단독으로 많은 죽어가는 환자들을 담당하고 있다면, 환자들의 감정에 지나치게 관여할 위험이 있고 그에 따라 정서적·신체적으로 탈진할 수 있습니다. 어떤 사람도 단독으로 죽어가는 환자들과 일하지 않아야 합니다. 또한 하루 종일 그렇게 하는 것은 가능하지 않습니다.

"그래, 지금 환자는 자신의 죽음에 대해 이야기하고 있어."라는 직감을 경험을 통해 발달시킬 수 있나요? 박사님도 때때로 헛다리를 짚으시나요? 환자가 때때로 자신의 죽음을 너무 이르게 '단언'하기도 하나요? 아니면 환자의 직감은 항상 정확한가요?

> 저는 "그래, 지금 환자는 자신의 죽음에 대해 이야기하고 있어."라는 것이 직감인지 잘 모르겠습니다. 만약 당신이 환자들의 말에 귀를 기울이면 그들이 언제 자신의 임박한 죽음에 대해 이야기하는지 알 수 있을 것이고 그에 응답할 수 있을 것입니다. 당연히 우리 모두는 이따금 헛다리를 짚습니다. 환자는 가끔 예후가 상당히 좋음에도 불구하고 자신이 너무 빨리 죽을까 봐 걱정합니다. 사소한 증상

이 있을 때마다 죽음에 대한 걱정이 치솟는 '죽음에 대한 병적인 공포'와, 시한부 환자가 자신이 살날이 얼마 남지 않았음을 직감하고 보내는 '메시지'를 감별 진단하는 것이 매우 중요합니다. 직감에 의존하기보다는, 풍부한 경험을 하고 상대방의 말에 귀를 기울이는 기술을 익히는 것이 헛다리를 덜 짚는 데 도움이 된다고 생각합니다.

환자와 환자의 가족을 같은 수준에 있게 해야 하나요? 다시 말해 죽음의 단계들 중 같은 단계에 있게 해야 하나요? 가령 부정, 분노, 수용 같은 단계 말입니다.

이 생각은 유토피아적인 꿈이고 저는 절대 그럴 수 없다고 생각합니다. 다시 말하지만, 이러한 생각은 우리의 욕구를 투사하는 것에 불과합니다. 그 대신 우리는 사람들이 어느 단계에 있든 그대로 받아들이고 그들이 다음 단계로 넘어갈 준비가 되었을 때 옆에서 도움을 줘야 합니다.

박사님은 라자루스 증후군*, 즉 죽음을 맞이할 준비가 되어 있는 죽어가는 환자가 회복되는 경우에 어떻게 대처하십니까?

환자와 함께 크게 기뻐할 것입니다.

• 라자루스 증후군(Lazarus syndrome): '심폐 소생술 실패 후 자동 소생'이라고도 하는 것으로, 소생 시도 실패 후 순환이 자발적으로 재생하는 경우를 말한다. 1982년부터 의학 문헌에 최소 38번 이상 주목받아왔다. 기독교의 신약 성경에서 예수에 의해 소생한 라자루스(Lazarus)에서 이름을 따왔다.

부정: 첫 번째 방어선

암에 걸렸다는 임상 증거가 보이는데 더는 진단적 연구를 거부하는 환자에게 어떻게 하시겠습니까? 가령, 폐암이 명백한데도 기관지 내시경 검사나 진찰 수술*을 거부한다거나, 수술이 가능한지 그리고/혹은 방사선 치료로 도움을 받을 가능성이 있는지 알아보기 위한 엑스선 검진을 거부한다든지 하는 경우 말입니다.

> 환자는 치료를 거부할 권리가 있습니다. 저는 의사가 환자에게 솔직하게 터놓고 말하는 것이 좋다고 생각합니다. 무엇이 의심되는지 말하고 환자에게 선택권을 줘야 합니다. 그렇지만 의사의 제안을 받아들일지 거부할지는 전적으로 환자가 결정할 일입니다.

왜 많은 의사들은 여전히 환자들에게 그들이 불치병에 걸렸다는 사실을 말하기를 거부할까요? 이러한 경향은 변할 기미가 있나요?

> 많은 의사들은 자신의 환자들에게 그들이 중병에 걸렸다고 말하는 것을 불편해합니다. 그렇지만 이러한 경향은 차츰 변하고 있습니다. 점점 더 많은 의사들이 이 일을 좀 더 편하게 여기기 시작하고 있습니다. 또한 요즘은 더 많은 의과 대학들이 커리큘럼에 '죽어가는 환자 돌보기'에 관한

---

* 원인 불명의 증상을 진단할 목적으로 신체 일부를 절개하여, 장기 및 조직의 시진(視診)과 촉진(觸診)을 하기 위한 수술.

과목을 포함하고 있습니다. 많은 의대생들이 성장기에 이에 관련된 가르침이나 강의, 워크숍, 도움을 받고 있기 때문에, 가까운 미래에는 더 많은 의사들이 죽어가는 환자를 좀 더 편하게 대할 가능성이 높다고 생각합니다.

죽음의 전 과정을 모두 겪고도 여전히 부정의 단계에 머무르는 환자에게 간호사들은 어떻게 대해야 할까요?

환자가 부정의 단계에 머물도록 자연스럽게 허용하고 환자를 다른 어느 환자와 똑같이 대하는 것이 좋습니다.

죽음의 단계들을 시력 상실의 단계들과 관련지어 설명해주세요. 현재 저는 시력을 상실하고 있는 한 여성과 함께 일하고 있고 그녀는 부정의 단계에 있습니다. 의사는 아직 그녀에게 사실을 말하지 않았습니다. 사회복지사로서 제가 할 수 있는 역할이 무엇일까요?

그녀의 말에 귀를 기울이세요. 그러면 환자는 시력을 상실하면서 느끼는 끔찍한 공포를 당신과 나눌 것입니다. 그녀가 그 공포에 대해 이야기하도록 해주세요. 그런 다음 그녀에게 오디오북, 맹인용 지팡이, 맹인 안내견, 시력을 상실했음에도 불구하고 매우 정상적인 삶을 살고 있는 많은 사람들에 대해 이야기하세요. 하지만 이것이 끔찍한 일이 아니라고 말하는 건 금물입니다. 단지 시력을 상실한 사람들도 일반 사람들처럼 잘 기능할 수 있다고 말하기 바랍니다. 그러면 그녀는 편안해질 것이고 당신과 이 주제에 대해 이야기를 나눌 것입니다. 그녀의 담당 의사가 너무 불편해서 그렇게 하지 못하는 경우에 말입니다. 제 환자들 중 시력을 상실해가는 환자들 모두가 죽어가는 환자들과 같은 단계들을 겪었습니다. 저는 시력을 상실한 환자들과 15년 동안 만나왔습니다. 그리고 이들이 매우 중요한 무언가를 상실하는 과정에 있는 다른 사람들과 똑같은 단계들을 겪는다는 사실에 매우 깊은 인상을 받았습니다.

환자가 자신의 병에 대해 담당 의사로부터 들을 때까지 기다렸다가 환자를 도와야만 하나요? 부정의 단계로부터 나아가지 못하고 있는 것처럼 보이는 환자에게 어떻게 접근해야 할까요?

환자가 자신의 병에 대해 담당 의사로부터 들을 때까지 기다렸다가 환자를 도와서는 안 됩니다. 그 이전에 우리가 환자를 도울 수 있는 방법이 많이 있습니다. 우리는 환자들이 부정의 단계에 머무르면서도 자신의 죽음에 대해 이야기할 때 사용하는 상징적 언어를 이해해야 합니다. 우리는 환자들에게 위안을 줄 수 있습니다. 신체적·정서적·영적 위안을 말입니다. 우리는 환자 옆에 앉아서 "힘드시죠?"라고 물어볼 수 있습니다. 이러한 말을 통해 대화의 물꼬를 틀 때가 매우 많습니다. 그러면 환자는 당신에게 자신의 두려움, 불편함, 혹은 자신의 환상에 대해 이야기할 것입니다.

암에 걸린 전력이 있는 한 환자(2년 전에 수술을 받음)가 여러 증상들 때문에 재입원을 하라는 권고를 받았습니다. 하지만 재입원하는 대신 플로리다로 겨울 여행을 간다고 합니다. 이는 부정의 단계인가요? 그의 아내 또한 그의 결정에 동의하고 여행을 함께 간다고 합니다.

2년 전에 암에 걸렸고 비슷한 증상으로 재입원을 권고받은 환자라면 아마 이번에 암이 재발했다고 생각할 것입니다. 또한 아마도 그는 앞으로 몇 달, 어쩌면 몇 년 동안 그의 삶이 입원과 지속적인 기능 저하로 점철될지 모른다는 사실을 잘 알고 있을 것입니다. 그는 이렇게 말하고 있는 것인지도 모릅니다. "한 번만 더 신나게 살자. 우리가 플로리다에 함께 갔었다는 추억만이라도 남길 수 있도록 여행을 떠나자. 플로리다는 우리가 항상 꿈꿔왔지만 이룰 수 없었던 꿈이었잖아." 이 끝내지 못한 과업을 완수한 후에 그는 병원으로 돌아올 것이며, "아내와 함께 플로리다에 갔었으면 좋았을 텐데."라고 후회하고 있을 때보다 훨씬 더 나은 환자가 될 것입니다. 다시 말하지만, 의료진은 이러한 환자들이 즉각 입원하라는 의료진의 요구를 받아들이지 않았다고 해서 이들을 함부로 판단해서는 안 됩니다. 또한 이들에게 무조건 '부정'의 단계라는 딱지를 붙여서도 안 됩니다. 그의 행동이 의미하는 바는 오직 그가 선택을 했다는 것뿐입니다. 그것은 그의 선택이고, 선택을 하는 것은 그의 권리입니다.

죽음 직전까지 전적인 부정에서 벗어나지 못하는 환자들을 간호사들은 어떻게 대해야 할까요?

간호사들은 도움이 필요한 여느 다른 환자를 대할 때와 똑같은 방식으로 그들을 대해야 합니다. 또한 어떤 사람들에게는 부정이 필요하다는 사실을 기억해야 합니다. 우리가 그들이 부정에서 벗어나기를 바란다는 이유만으로 그들의 부정을 인위적으로 무너뜨려서는 절대 안 됩니다.

한 남성이 수술이 불가능한 암에 걸렸습니다. 의사들은 그가 쇠약해지기 시작하기 전까지 1년 정도 동안 거의 정상적으로 살 수 있을 것이라고 말합니다. 그의 아내는 그가 어느 정도 건강하게 사는 한은 그에게 이 사실을 말하지 않다가, 나중에 말하기로 결심했습니다. 그에게 '자신의 신변을 정리할' 정도의 시간이 남았을 때 말입니다. 이러한 아내의 접근법이 올바른 접근법일까요?

스스로 부정을 필요로 하는 일부 환자들에게는 가능한 한 늦게 말하는 이러한 접근법이 옳을지도 모르겠습니다. 하지만 이는 원칙에서 벗어나는 예외입니다. 대부분의 환자들은 중병에 걸렸지만 희망을 가져도 된다는 말(즉, 상당한 기간 동안 정상적으로 살 수 있다는 말)을 가능한 한 일찍 듣는 경우에 상황을 더 잘 헤쳐 나갑니다. 환자가 의사에게 자신이 암에 걸렸는지 직접적으로 묻는다면 환자에게는 사실을 들을 권리가 있습니다. 그리고 만약 환자가 사실을 통보받지 못한다면, 담당 의사는 나중에 소송에 걸리는 상황에 놓일 수도 있습니다.

암에 걸린 스물두 살의 남자 환자가 자신이 기적적으로 치유됐다고 주장하고 있습니다. 하지만 모든 징후들로 볼 때 그는 말기에 다다른 것이 확실합니다. 우리가 어떤 역할을 할 수 있을까요? 그는 단순히 가족들을 위해 이 게임을 하고 있는 것이지 실은 자신의 진짜 상태를 잘 알고 있는 게 아닐까요?

만약 말기 암인 청년이 자신이 기적적으로 치유됐다고 말한다면, 제 생각에 그는 기적을 믿고 싶어 하는 것 같습니다. 의학적 관점에서 볼 때 말기로 볼 수밖에 없다고 하더라도 말입니다. 저라면 청년의 옆에 앉아서 "그래요. 기적이 가끔 일어나기도 하죠."라고 말하고서 잠시 기다리겠습니다. 그리고 지속적으로 청년을 방문하겠습니다. 그가 말기 암에 대한 자신의 감정이나 자신이 치유됐다는 믿음에 관해 제게 이야기할 수 있는 기회를 가지도록 말입니다. 당신이 환자를 돕는 직업을 가진 사람이든 환자의 가족이든 상관없이, 환자의 방어선을 무너뜨리는 것은 당신의 역할이 아닙니다. 환자를 돕는 것이 당신의 역할입니다. 그리고 만약 그가 자신이 치유됐다고 믿어야 할 필요가 있다면, 그에게 세상에 기적 같은 것은 없다고 말하는 것은 너무 잔인한 일이고 치료에도 도움이 되지 않습니다. 만약 기적이 가끔 일어난다는 사실을 믿지 않는다면 그저 그에게 좀 더 말해달라고 부탁해보세요. 그가 결국 당신을 설득하고 말지도 모르니까요. 지난 8년 동안 우리는 몇몇 환자의 기적을 보았습니다. 의료진은 그들을 포기했었고 의학적 관점에서 볼 때 회복 가능성이 전혀 없었지만, 그들은 사망 예측일로부터 몇 년이 지난 지금까지 여전히 살아 있습니다.

제게는 현재 죽어가고 있는 한 환자가 있습니다. 그녀는 이 사실을 모르고 있는 것처럼 행동합니다. 아니면 이 사실을 부정하고 있는 것일지도 모릅니다. 제가 어떻게 이 상황을 해결할 수 있을까요? 어떻게 하면 그녀가 편안해지도록 도울 수 있을까요? 무엇에 대해 이야기해야 할까요?

저는 당신이 이 상황을 '해결'하지 말아야 한다고 생각합니다. 만약 그녀가 고통스러워 보인다면 그녀에게 진통제를 충분히 투여받고 있는지 물어보세요. 만약 그녀가 불안해 보인다면 그녀 옆에 앉아서 손을 잡고 그냥 이렇게 물어보세요. "당신이 편안해지도록 하기 위해 제가 무엇을 할 수 있을까요?" 그러면 환자는 자신의 욕구가 무엇인지 말할 것입니다. 저는 우리가 늘 이상한 정답 맞히기 놀이를 하려 든다고 생각합니다. 마치 전지전능한 인간이라도 되는 양 말입니다. 환자를 어떻게 도와야 할지 모르겠다면 그냥 환자에게 물어보십시오. 환자는 특별한 친구를 데려다달라고 부탁할지도 모르고 성직자를 만나고 싶다고 말할지도 모릅니다. 혹은 신변을 정리하고 싶어 하거나 유언장을 작성하고 싶어 할지도 모릅니다. 이러한 요청들을 통해 당신은 그녀가 자신이 죽어가고 있다는 것을 알고 있다는 사실을 알게 될 것입니다.

박사님은 일전에 모든 죽어가는 사람에게는 죽음을 부정하지 않는 사람이 적어도 한 명은 필요하다고 말씀하셨습니다. 그런 사람이 세상에 있나요? 우리 모두는 자기만의 스타일로 죽음을 부정하는 것 아닐까요?

죽음이라는 현실을 부정하지 않는 많은 사람들이 있습니다. 물론 죽음을 부정하는 우리 사회에서 그렇게 되기 위해서는 오랜 탐색 과정이 필요합니다. 하지만 일단 자신의 유한성과 직접 대면하고 그것을 받아들이고 나면 삶이 훨씬 더 의미 있고 더 가치 있게 느껴집니다. 자신의 유한성과 진정으로 대면한 이런 사람들은 죽어가는 환자들을 돕는 일을 훨씬 더 잘할 준비가 되어 있습니다.

왜 하필 나인가?

"왜 하필 저입니까?"라고 묻는 환자에게 대처하는 방법에 대해 몇 가지 조언을 주실 수 있습니까?

저는 이럴 때 "왜 당신인지 저도 모릅니다."라고 말합니다. "왜 당신이 아니어야 하지요?"라고 반대 질문을 던질 수도 있겠지요. 인간은 유한한 존재이므로, 우리는 누구나 조만간 죽어야만 합니다. 환자가 진짜 묻고 있는 것은 "왜 하필 지금 제게 이 일이 일어난 것입니까?"입니다. 저라면 환자가 이 질문을 던지도록 내버려두겠습니다. 그러면 환자는 이어서 자신의 분노와 고뇌를 표출하고 실망과 걱정 거리를 표현할 수 있을 것입니다. 이를 통해 당신은 환자를 도울 수 있는 방법에 관해 실마리를 얻을 수 있을 것입니다.

저는 시한부 환자입니다. 처음 제 상태에 대해 알게 되었을 때 저는 미래를 박탈당했다는 사실을 깨달았습니다. 그리고 분노에 불타올랐습니다. 비슷한 감정을 표현하는 환자들을 본 적이 있으신가요?

환자들 대부분이 같은 방식으로 반응합니다. 환자들은 충격을 받고 미래를 박탈당했다는 사실에 분노합니다. 하지만 서서히 자신이 오늘 여전히 살아 있고 아직 자신에게 내일이 있다는 사실을 깨닫습니다. 이들은 살 수 있는 시간이 한정되어 있기 때문에 예전과 다른 가치들을 중시하며 더 열정적으로 살아가는 경우가 많습니다. 또한 건강한 사람들과는 달리 다음 날과 다음 해를 항상 계획할 필요는 없기 때문에 현재의 삶을 더 즐깁니다.

한 환자가 울면서 담당 의사가 방금 자신이 곧 죽게 될 것이라고 말했다고 합니다. 의대생은 이런 환자에게 어떻게 대응해야 할까요?

만약 당신이 다음과 같이 말하는 것이 편안한 상태라면, 저는 환자에게 우리는 아무도 자신이 언제 죽을지 모른다고 말하겠습니다. 그리고 환자가 위독하다고, 하지만 환자에게 다시 한 번 기회를 줄 수 있는지 알아보기 위해 의료진이 힘이 닿는 한 최선을 다할 것이라고 말하겠습니다. 만약 한 가닥 희망조차 주지 않은 채 환자에게 곧 죽을 것이라고 말한다면, 이는 매우 잔인한 일이고 환자는 모든 것을 포기하고 마지막 며칠이나 몇 주 동안 심한 고통에 시달릴 가능성이 매우 높습니다.

환자를 돕는 사람(간호사, 의사, 사회복지사)은 자기 자신을 통제할 수 없을까 봐 두려울 때, 울음이나 분노 같은 자신의 매우 강한 반응을 어떻게 처리해야 합니까? 때때로 이는 죽어가는 환자를 피하게 되는 가장 큰 이유가 되기도 합니다.

환자를 돕는 모든 사람에게는 '통곡의 방(screaming room)'이 필요합니다. 간호사실 옆에 있는 작은 방이나 병원 예배당일 수도 있겠지요. 아니면 마음 놓고 울 수 있는 어떤 방이라도 좋습니다. 그곳에서 이들은 울고, 욕을 하고, 분노를 표출할 수 있어야 합니다. 또한 친구와 함께 그곳에 가서 자신을 짜증 나게 하거나 도움이 필요한 환자와 함께 있지 못하게 하는 동료들을 흉볼 수 있어야 합니다. 이런 방과 같은 시설이 갖추어져 있다면 환자를 돕는 사람들은 자신의 감정을 표출할 수 있을 것이고 그 결과 병동에 돌아갔을 때 통제력을 더 잘 발휘할 수 있을 것입니다. 중환자실에서 근무하는 사람들은 특히 그렇습니다.

감정을 표출하는 일 없이 중환자실에서 8~9시간 내리 일하기란 매우 힘들기 때문입니다.

박사님은 환자의 화와 분노에 어떻게 대처하십니까? 그대로 받아들이는 방식으로 반응한다면 괴로울 수 있습니다. 하지만 화를 내는 방식으로 반응하면 그 또한 괴로울 수 있습니다. 어떻게 해야 할까요?

환자가 항상 화를 내고 심술을 부리고, 불만과 질투를 애꿎은 친구들과 가족들과 의료진에게 쏟아내면 환자를 돌보는 사람들은 매우 힘들 수 있습니다. 만약 그런 환자를 만난다면 일단 환자가 화를 낼 만한 합리적이고 타당한 이유가 있는지 알아보기 바랍니다. 가령 식사가 엉망이라면 영양사와 의논해서 식사의 질을 높이십시오. 만약 환자가 죽음의 과정에서 분노의 단계를 거치면서 "왜 하필 나인가?"라고 묻고 있는 것이라면, 환자에게 그의 분노와 질투를 이해할 수 있다고, 만약 당신도 그와 같은 상황에 처한다면 화가 날 것이라고 말하십시오. 다시 말해, 불에 기름을 부어서 그가 자신의 고통을 표출할 수 있게 도우십시오. 죄책감을 느끼지 않고, 또 당신이 환자 자신보다 '위에 있다거나' 환자 자신을 무시한다고 느끼지 않고 표출할 수 있도록 말입니다. 이처럼 유난히 대하기 힘든 환자들과 단 몇 분만 시간을 함께 보내도 놀라운 효과를 발휘할 수 있습니다. 이들은 간호사들을 덜 호출할 것이고, 환자의 가족은 더 만족할 것이고, 환자는 더 편안해할 것입니다.

젊은 부부 중 한 명이 느리게 진행되는 만성 신경 질환을 가지고 있고 두 사람은 자신들이 평생 동안 함께 하고 싶었던 모든 일들을 하기에 남은 시간이 충분하지 않다고 느끼고 있습니다. 이들이 극심한 공포감과 충분한 시간이 없다는 생각을 해소하도록 어떻게 도울 수 있을까요?

극심한 공포감과 충분한 시간이 없다는 생각은 일시적인 불안입니다. 이들은 머지않아 '함께 있음'은 몇 시간이나 몇 주나 몇 달 등 시간의 길이로 잴 수 있는 것이 아니라 만남의 깊이로만 잴 수 있다는 사실을 발견할 것입니다. 이들은 갑작스러운 죽음으로 짝을 잃은 부부들에 대해 들을지도 모릅니다. 그러면 함께할 수 있는 얼마 동안의 시간을 가진 것을, 그리고 그것을 맘껏 누릴 수 있는 것을 축복으로 여기고 감사하게 될 것입니다.

신에게 화가 난 사람을 어떻게 도와야 할까요? 너무 충격적이고 거의 인신공격처럼 여겨집니다.

저라면 환자가 신에게 분노를 표출하도록 돕겠습니다. 신은 그것을 수용할 수 있을 만큼 위대하시기 때문입니다.

왜 어떤 환자들은 신성 모독적인 말들을 할까요?

불치병에 걸린 환자들 또한 여느 건강한 사람들과 크게 다르지 않습니다. 신성 모독은 자신의 무력한 분노에 다룰 수 있는 강한 무기로 사용될 수 있습니다.

간호진에게 욕을 하는 가족을 어떻게 '도울' 수 있을까요? 박사님은 환자의 가족이 분노와 불안을 느낀다는 사실을 알고 있지만 그들은 모르는 것 같습니다.

당신이 '돕다'라는 단어를 사용하는 사실만으로도 이미 당신이 그들을 향해 양가감정을 가지고 있다는 것이 드러나네요. 정말로 그들을 돕고 싶은 건지 아니면 그들을 조용히 시키고 싶은 건지 궁금합니다. 그러한 욕이나 모욕을 기분 나쁘게 받아들이지 않고 그들을 커다란 혼란에 빠져 힘들어하고 고통스러워하는 가족으로 볼 수 있다면, 당신은 비로소 그들이 자신의 고통과 분노를 표출하도록 도울 수 있을 것입니다. 그러면 그들은 간호진에게 훨씬 더 참을 만한 사람이 될 것입니다. 시한부 환자의 가족은 간호진이 아닌 누군가에게 의지할 수 있어야 합니다. 성직자나 사회복지사이면 더 좋겠지요. 이들은 환자의 가족뿐만 아니라 힘든 시기를 함께 겪고 있는 간호진 또한 간접적으로 도울 수 있습니다.

박사님은 벽에 붙어 있는 회복 기원 카드들을 보고 있는 환자에게 "화나지 않아요?"라고 물었습니다. 분명히 효과가 있었습니다. 하지만 박사님은 자신의 분노를 환자에게 투사한 것이지 환자가 어느 단계에 있는지에 대해 말한 게 아니지 않나요?

그렇습니다. 저는 위선적인 회복 기원 카드들이 잔뜩 붙어 있는 벽을 보고서 본능적으로 치민 화와 분노를 환자와 공유했습니다. 환자에게 카드를 보낸 사람들 모두 환자가 삶의 마지막 단계에 있고 회복할 가능성이 전혀 없다는 사실을 분명하게 알고 있었습니다. 제가 제 반응을 공유했기 때문에, 저는 '정곡을 찔렀고' 환자는 자신의 화와 분노를 저와 공유하고 기분이 나아질 수 있었습니다.

협상: 우울과 비탄의 뒤따름

환자가 죽음의 단계 중 한 단계에 있다가 그 이전 단계로 돌아가는 경우, 이는 이전 단계가 아직 해결되지 않았다는 사실을 의미합니까?

아닙니다. 저는 모든 환자들이 반드시 부정, 분노, 협상, 우울, 수용의 단계로 이어지는 전형적인 패턴을 따르는 것은 아니라는 점을 명확히 하고 싶습니다. 대부분의 환자들은 2~3개의 단계들을 동시에 보이고, 이 단계들이 항상 같은 순서대로 일어나는 것도 아닙니다. 그렇지만 환자가 진정한 수용의 단계에 다다랐는데 퇴행하기 시작한다면, 이는 우리가 환자에게 삶을 내려놓도록 허용하지 않기 때문인 경우가 많습니다. 우리는 환자가 더는 고마워하지 않는 불필요한 연명 절차를 추가했을지도 모릅니다. 혹은 환자의 가족 중에 환자를 꽉 붙잡고 환자가 그들의 눈앞에서 죽는 것에 죄책감을 느끼게 만드는 가족이 있을지도 모릅니다. 특히 마지막 단계에서 퇴행은 우리가 환자를 부적절하게 대하고 있다는 신호입니다. 다른 단계들에서는 그렇지 않습니다.

제 언니는 암에 걸렸고 현재 협상의 단계에 있습니다. 언니는 암과 치료에 대해 거리낌 없이 말합니다. 언니는 '때가 됐을 때' 죽는 것에 대해 웃으면서 말하고 2년 내에 한 번 더 여행을 떠나고 싶다는 강한 열망을 품고 있습니다. 죽어가는 사람이 가깝고 소중한 사람들이 눈치채지 못한 상태에서 하나의 혹은 그 이상의 단계들을 거칠 수도 있나요?

당신의 언니는 죽음에 대해 편하게 이야기할 수 있는 것처럼 보이고, 2년 내에 여행을 한 번 더 할 수 있으면 하는 바람을 표현한 것처럼 보입니다. 그분은 정신력이 강한 것 같습니다. 저는 당신이 언니가 죽음에 대해 솔직하게 이야기할 수 있다는 사실에 고마워하면 좋겠습니다. 사람들은 다른 사람이 미처 알아채지 못할 때에도 협상의 단계를 거칠 수 있습니다. 하지만 분노의 단계나 우울의 단계를 숨기는 일은 어렵다고 생각합니다.

아프긴 하지만 불치병에 걸린 것은 아닌 환자가 "오늘 밤에 죽고 싶어요."라고 말합니다. 이 환자에게 뭐라고 말씀하시겠습니까?

저도 때때로 그렇게 느낄 때가 있다고 말하겠습니다. 하지만 무엇 때문에 그렇게 생각하게 됐는지 궁금하다고 말하겠습니다. 이 말은 그에게 모든 사람이 이에 대해 가끔 생각한다는 사실을 전달해줄 것입니다. 저는 그가 무엇에 자극을 받아서 이 말을 하게 됐는지가 더 궁금합니다.

때때로 환자들은 자신의 죽음이 임박했다는 예감을 느낄 때가 있습니다. 만약 당신이 그들에게 귀를 기울인다면 그들은 그런 예감을 당신과 공유할 것입니다. "오, 그런 말씀 하지 마세요!"와 같은 말로 환자의 말을 가로막지 말기 바랍니다.

목회자의 일을 하고 있는데 최근 어려운 상황에 맞닥뜨렸습니다. 한 환자가 대단히 심각한 병에 걸렸습니다. 모두들 치명적이라고 생각하는 그런 병이었습니다. 그는 가까스로 임박한 죽음을 수용하는 데 성공했습니다. 하지만 그러고 나서 자신의 형벌이 죽음이 아닌 심한 장애를 가지고 살아야 한다는 것임을 알게 됐습니다. 이 환자를 어떻게 도와야 할까요?

때로 오랫동안 심각한 장애를 가지고 살아야 하는 삶을 대면하는 일보다 죽음을 대면하는 일이 더 쉽습니다. 만약 당신이 목회 상담을 통해 이 환자가 임박한 죽음을 수용하도록 도울 수 있다면, 약간의 추가적인 도움을 통해 환자가 기능이 제한된 긴 삶과 대면하도록 도울 수 있을 것입니다. 다발성 경화증 환자나 양측 하지 마비 환자나 앞을 볼 수 없는 환자들은 모두 이러한 단계들을 거쳐야 합니다. 때로 죽음과 대면하는 일보다 기능이 제한된 삶을 받아들이는 것이 더 어렵고 더 시간이 오래 걸립니다. 최소한 죽음은 고통의 끝을 의미하기 때문입니다.

살고 싶어 하지 않는 사람에게 어떻게 대처하십니까?

너무 일반적인 질문입니다. 살고 싶어 하지 않는 사람들이 확실히 있고 저는 그들에게 공감할 수 있습니다. 머리끝부터 발끝까지 완전히 마비 상태이고 실어증인 환자들이 있습니다. 이것은 그들이 단 한마디도 할 수 없고, 더는 읽을 수도 쓸 수도 없고, 몇 년 동안 천장을 응시하며 누워 있어야만 한다는 사실을 의미합니다. 그들은 의식은 완전하지만, 코에 끼워진 관을 통해 음식물을 주입받고, 표정 말고는 다른 수단으로 바깥세상과 의사소통을 할 수 없습니다. 그들은 오직 당신을 바라보는 시선만으로 웃음이나 울음을 표현할지도 모릅니다. 그리고 그것이 그들이 바깥세상과 조금이라도 접촉할 수 있는 유일한 방법입니다.

또한 제게는 엄청난 고통을 안은 채 수개월을 살아야 하는 암 환자들이 있습니다. 이들은 암이 뼈에 전이되어 움직일 수가 없습니다. 이들은 몸을 뒤집어주고, 음식물을 먹여주고, 욕구를 보살펴주는 가족들에게 의존할 수밖에 없습니다. 병원에 다니면서 치료를 받으면 어마어마한 치료 비용이라는 또 하나의 짐을 더 지게 됩니다. 환자의 가족이 빠듯하게 지불할 수 있는 액수이지요. 이들은 어떠한 결과가 기다릴지를 알고 있고 이들 역시 더는 살고 싶어 하지 않습니다. 저는 우리가 환자 한 명 한 명의 상황을 살펴보아야 한다고 생각합니다. 만약 충분히 이해할 만한 상황에서 환자가 빨리 죽고 싶은 바람을 표현한다면, 저는 그와 이러한 희망을 공유하는 데 아무런 문제가 없습니다.

2주 전 한 남성이 오직 하루밖에 살 수 없다는 말을 들었습니다. 담당 의사는 자신이 할 수 있는 모든 일을 다 했고, 이제는 손을 놓았다고 말했습니다. 하지만 오늘까지 그 남성은 살아 있고 조금씩 나아지는 것 같아 보입니다. 가족들은 그의 죽음을 예상했지만, 그의 죽음과 대면할 용기가 있는 것은 아니었습니다. 이들은 이제 희망에 부풀어 있습니다. 이 남성은 아내를 보고 싶지 않다고 합니다. 모두가 자신을 화나게 하고 있다고 주장합니다.

저 역시 누군가가 제게 하루밖에 살 수 없다고 말한다면 화가 날 것 같습니다. 환자들에게 그들이 생존할 수 있는 구체적인 날수나 달수를 얘기하는 것은 환자에게 도움이 되지 않습니다. 이는 환자와 무책임하게 의사소통을 하는 것입니다. 환자가 원칙의 예외가 될지 안 될지를 알 수 있는 사람은 아무도 없기 때문입니다. 많은 환자들은 의료진의 의학적 예상을 훌쩍 뛰어넘어서 생존합니다. 이 남성은 아마 이러지도 저러지도 못하고 있을 것입니다. 제대로 살면서 삶을 즐길 수도 없고 그렇다고 죽을 수도 없을 것입니다. 그는 분노에 차 있고 주위의 모든 사람들은 그를 화나게 하고 있습니다. 이들이 환자의 주변에 우두커니 서서 그의 죽음을 기다리고 있지만 죽음이 일어나지 않고 있기 때문입니다. 이러한 환자들과 편하게 이야기를 나눌 수 있는 누군가가 개입해야 한다고 생각합니다. 그를 방문하고, 그에게 솔직하게 터놓고 말하고, 오직 하루밖에 살 수 없다는 말은 바보 같은 소리였다고 말해야 합니다. 그런 다음 함께 앉아서 어느 정도 회복이 된 지금 어떤 도움을 받을 수 있는지 논의해야 합니다. 시간이 얼마나 남았든 그 시간을 최대한 활용하라고 환자를 격려해야 합니다. 환자는 아마 처음에는 화와 분노를 표출하겠지만 그 후에는 남은 시간 동안 무엇을 하고 싶은지에 대해 솔직하게 얘기할 것입니다.

거의 죽은 것처럼 느끼는, 엄밀히 따지자면 죽은 것과 다름없는 정신 질환 환자를 어떻게 바라봐야 할까요? 건강한 미래는 고사하고 미래 자체에 대해 거의 어떠한 희망도 없는 환자 말입니다.

부분적인 죽음이라고 부를 수 있는 상태들이 있습니다. 주립 병원에 입원해 있는 많은 환자들, 요양원에 있는 많은 노인들은 거의 하는 일이 없이 지냅니다. 단지 존재하고 있을 뿐이지 진정으로 살아가고 있다고 말하기 힘듭니다. 이런 상태는 부분적인 죽음으로 볼 수 있습니다. 미래가 암울해 보이거나 간호하는 가족들이 없거나 정상적이고 제대로 기능하는 삶을 살아갈 가능성이 전혀 없는 경우에 특히 그러합니다. 우리 건강한 사람들은 이러한 환자들에게 기회를 줘야 합니다. 이들이 다시 살아가기 시작할 수 있고, 만성적이고 절망적인 긴 고통에서 벗어나기 위해 죽음을 고대하지 않도록 말입니다. 모든 인간은 다른 이에게 무언가를 베풀 수 있습니다. 그렇게 하고자 한다면 말입니다.

척수 마비, 반신불수, 팔다리 절단 환자들은 자신이 "반쯤 죽었다."라고 말하거나 죽고 싶어 미치겠다고 말합니다. 박사님의 생각은 이러한 환자들에게도 적용되나요? 만약 그렇다면 어떤 식으로 적용되나요? 이들을 돕기 위해 어떤 일을 할 수 있을까요? 특히, 마비가 영구적일지 아닐지 알 수 없을 때 말입니다.

마비와 대면해야 하는 많은 환자들은 이러한 엄청난 상실에 대처해야 합니다. 우리는 마비된 베트남전 참전 군인들을 많이 봤고 그들 중 많은 이들은 왜 자신들이 죽도록 내버려두지 않았냐고 묻습니다. 이 청년들 중 많은 이들은 자신이 "반쯤 죽었다."라고 여깁니다. 이는 충분히 이해할 만한 정상적인 반응입니다. 이들과 상담하고 이들이 자신의 고통에서 어떤 의미를 발견하도록 돕는 데는 많은 시간, 인내심, 사랑, 참을성이 필요합니다. 무엇보다 이들에게 신체가 마비된 사람도 의미 있는 삶을 살 수 있다는 사실을 보여줘야 합니다. 일반적으로 이러한 환자들은 충격과 부정의 단계를 거칩니다. 자신이 영구적으로 마비 상태일 거라는 사실을 믿지 않습니다. 자신이 회복되지 않을 것이라는 사실을 깨닫기 시작하면 이들은 매우 분노에 차고 대하기 힘든 환자가 됩니다. 그런 다음 신과 협상을 할지도 모릅니다. 그 후 심한 우울감에 빠집니다. 때로는 몇 개월 동안 그러기도 합니다. 우리가 이들을 충분히 돕는다면 이들은 수용의 단계에 도달할 수 있을 것입니다.

인공 항문 형성술을 비롯하여 7번의 항암 수술을 받은 환자를 치료하고 있습니다. 현재 그녀는 '완화' 방사선 치료°에 들어갔습니다. 그녀는 극심한 우울감에 시달리고 있고 이렇게 묻습니다. "만약 선생님이 제 처지라면 어떤 기분일 것 같으세요?" 박사님이라면 어떻게 답하시겠습니까?

저 역시 매우 슬플 것이라고 답하겠습니다.

죽음의 단계는 갑자기 심한 장애가 생긴 사람이 겪는 단계들과 매우 유사해 보입니다. 이에 대해 어떻게 생각하십니까?

맞습니다. 모든 종류의 상실은 우리가 '죽음의 단계'라고 부르는 것과 같은 종류의 적응 반응들을 일으킵니다.

대부분의 죽어가는 환자들은 자신이 죽어가고 있다는 사실을 알면 삶에 대한 투지를 잃어버립니까?

그렇지 않습니다.

한 환자가 이렇게 묻습니다. "왜 제가 그래야 하죠? 저는 어쨌든 죽을 테고 빨리 죽으면 좋겠어요." 이런 환자에게 어떤 반응을 보이십니까?

많은 환자들은 자신이 더는 할 마음이 없는 일을 하도록 강요받는 것을 원하지 않습니다. 환자가 "저는 어쨌든 죽을 테고 빨리 죽으면 좋겠어요."라고 말한다면 환자의 상

• 완화 치료: 완쾌가 불가능한 암 환자의 통증 및 증상을 줄여 환자 및 그 가족들의 삶의 질을 향상하고자 하는 치료.

황을 잘 살펴보아야 한다고 생각합니다. 고통이 너무 심해서 견디기 힘든 것일지도 모릅니다. 진통제가 충분하지 않는지도, 아무도 그에게 진심으로 신경을 쓰지 않는지도 모릅니다. 도움(신체적·심리적·영적)을 제대로 받고 있는 환자는 고통을 견딜 수 있고 "빨리 죽으면 좋겠다."라는 절망적인 바람에서 벗어날 수 있습니다. 만약 모든 도움을 제대로 받고 있는데도 환자가 여전히 이런 식으로 말한다면 저는 "네, 이해합니다."라고 말하겠습니다.

"저는 누구에게도 아무 쓸모가 없어요. 그냥 절 죽게 내버려두세요."라고 말하는 사람에게 뭐라고 말씀하시겠습니까?

그가 제게 그 말을 한 사실만으로도 그가 틀렸다는 것이 증명됩니다. 왜냐하면 그가 자신이 겪고 있는 감정을 저와 공유한 덕분에 저는 다른 시한부 환자들에게 더 좋은 의사가 될 수 있기 때문입니다. 저는 그러한 환자들에게 이와 같은 말을 더 편안하게 할 수 있습니다.

어쨌든 곧 죽으면 다 소용없을 텐데 아침에 일어나기 싫다고 말하는 시한부 환자에게 어떻게 대응하시겠습니까?

때때로 이러한 환자들의 말이 맞을 때도 있습니다. 우리는 중환자들에게 너무 많은 것들을 기대할 때가 많습니다. 많은 어린이 중환자들은 억지로 학교에 가야 하고 어른들을 기쁘게 하는 일들을 해야 합니다. 정작 그 어린이 중환자는 철회하고 서서히 관계를 끊어야 할 필요가 있고 평온하게 혼자 있고 싶은 마음이 큰데도 말입니다. 죽어가는 환자가 경험하는 이러한 종류의 '건강한 관계 끊기'와 환자가 너무 이르게 희망을 포기하고 더는 애쓰고 싶지 않아 하는 '병적 우울증'을 구별해야 합니다. 우울증이 매우 심해서 모든 희망을 포기한 환자들의 경우, 자신의 허무감과 절망감에 대해 이야기하게 하는 방법이 도움이 됩니다. 분리의 과정을 거치고 있는 환자의 경우, 주위와의 관계를 서서히 끊는 것을 반드시 허용해야 합니다. 환자가 자기 내면의 자원과 평화를 찾을 수 있게 말입니다.

죽어가는 환자가 자신이 죽은 후에 사랑하는 사람이 이 세상에 홀로 남겨질까 봐 걱정하고 있습니다. 어떻게 반응하는 것이 좋을까요?

저는 그에게 공감하겠습니다. 그리고 그가 남겨두고 떠나야 하는 사람들을 제가 도울 수 있는 방법은 없는지 묻겠습니다. 또한 그가 미처 끝내지 못한 과업을 끝냈는지를 알아보겠습니다. 가령 그가 유언장을 작성했는지, 어떤 다른 재정적 문제나 그가 직접 처리해야 할 다른 문제들은 없는지 알아보겠습니다. 환자의 가족들이 환자보다 죽음의 단계들에서 '뒤처져 있다면' 그들이 환자의 임박한 죽음이라는 현실과 대면하는 데 도움이 되는 상담을 받을 수 있는지 알아보겠습니다.

삶의 끝: 희망적 수용

우리가 지금까지 '죽음과 죽어감'에 대해 이야기를 나눈 것일까요, 아니면 '삶과 살아감'에 이야기를 나눈 것일까요? 이 차이에 대해 고찰해보면 많은 도움이 될 것 같습니다.

> 제가 '죽음과 죽어감'에 대해 강연을 하고 죽어가는 환자들에게서 배운 것들을 여러분과 공유하는 이유는 이러한 것들이 살아감을 위한 교훈들이기 때문입니다. 죽어가는 환자들로부터 우리는 삶의 진정한 가치를 배울 수 있습니다. 또한 만약 우리가 젊은 나이에 죽음의 5단계 중 수용의 단계에 도달할 수 있다면 훨씬 더 의미 있는 삶을 살고, 작은 것들에 감사하고, 다양한 가치를 존중할 수 있을 것입니다.

사랑하는 사람이 죽어가는 경우 그와 이야기를 나눌 때 자신의 두려움, 상실감, 분리 불안에 대해 솔직하게 말하는 것이 좋습니까? 얼렁뚱땅 넘어가지 않는 것이 정말로 가능할까요?

> 네, 가능합니다. 저는 최근 죽어가는 한 여성을 방문했습니다. 저와 매우 가까운 분입니다. 저는 그녀에게 이번이 제 마지막 방문인 경우에 대비해서 말하겠다고 하고는 그녀가 몹시 그리울 거라고 말했습니다. 그녀는 "당연히 그래야겠지!"라고 버럭 소리를 질렀습니다. 그녀는 그렇게 말하자마자 제게 사과를 했고 저는 웃으면서 그녀에게 우

리의 마지막 순간에 가식적으로 행동할 생각이냐고, 우리는 오래전부터 서로에게 솔직했던 것 아니냐고 물었습니다. 그런 다음 우리는 힘껏 포옹을 하고 그녀가 더는 세상에 없다면 어떨 것 같은지에 대해 마음을 터놓고 솔직하게 이야기를 나눴습니다. 저와 헤어지는 순간 그녀는 이 만남이 우리의 만남 중 가장 좋은 만남이었다고 말했습니다.

제 환자 중에는 완전 양각 블록°이 된 말기 암 환자가 있습니다. 환자의 남편은 "그녀가 편안하게만 해주십시오."라고 요청했습니다. 우리는 그녀가 불안정해질 때마다 진정제를 투여합니다. 그렇지 않으면 그녀는 요독증°° 때문에 혼수 상태에 빠집니다. 그녀는 환시(幻視)°°°를 경험하는 것이 분명해 보입니다. 가령 그녀는 이미 세상을 떠난 어머니, 언니, 자신의 외동아들을 봅니다. 그녀는 오직 잠자게만 해달라고 부탁하고 자신이 화요일에 집에 갈 것이라고 말합니다. 저는 그녀가 곧 죽을 것 같다는 생각이 듭니다. 그녀는 우리가 알지 못하는 어떤 것을 감지하는 것일까요?

죽음을 앞두고 있기 때문에 그녀가 우리가 알지 못하는 어떤 것을 감지할 수 있는지는 우리도 정확히 모릅니다. 하

° 심장의 심방에서 발생한 수축 자극을 우심실과 좌심실로 전하는 두 개의 자극 전도계(우각과 좌각)가 모두 두절된 상태를 '양각 블록'이라고 한다. '완전'과 '불완전'은 두절의 정도를 나타낸다.
°° 콩팥의 기능 장애로 몸 안의 노폐물이 오줌으로 빠져나오지 못하고 핏속에 들어가 중독을 일으키는 병증. 구토, 현기, 두통, 시력 감퇴, 전신 경련 따위의 증상이 나타나고 말기에는 혼수상태에 빠진다.
°°°실제로 존재하지 아니한 것을 마치 보이는 것처럼 느끼는 환각 현상.

지만 만약 제 추측이 맞는다면 그녀는 아마 화요일에 사망할 것입니다. 환자들은 자신이 죽어가고 있다는 사실을 알고 있습니다. 그뿐만 아니라 많은 환자들은 자신이 언제 죽게 될 것인지를 우리에게 알려주고 대부분의 경우 그들의 말은 상당히 정확합니다. 만약 그녀가 작고하신 어머니, 죽은 언니와 자기보다 앞서 세상을 뜬 외동아들에 대해 언급한다면 그녀는 이미 철회를 했고 이 세상의 인간관계를 끊었을 가능성이 높습니다. 또한 죽을 준비가 됐을 가능성이 높습니다.

환자가 죽음을 수용하기보다 자신의 운명이라고 체념한다면 환자는 또 다른 품위를 표현하는 것입니까?

아닙니다. 수용의 단계에 있는 환자들은 매우 놀라운 평정심과 평온함을 보입니다. 이러한 환자들에게는 매우 품위 있는 어떤 면이 있습니다. 반면 체념의 단계에 있는 환자들은 몹시 분개할 때가 많습니다. 비통함과 괴로움에 가득차 있고, "무슨 소용이 있겠어요.", "싸우는 것도 지쳤어요." 같은 말을 할 때가 많습니다. 이러한 허무감, 자신이 쓸모없다는 느낌, 평온의 결핍은 진정한 수용의 단계와 쉽게 구분할 수 있습니다.

만약 자신이 죽음의 의미를 어떤 식으로든 해석하고 그것에 대해 평온하게 느낀다면, 자신과 다른 사람들이 죽음의 의미를 해석하는 방식이 달라도 문

제가 없다는 말씀입니까?

> 사람들은 죽음에서 서로 다른 의미들을 발견합니다. 만약 그들 자신이 발견한 의미에 대해 평온하고 편안하다면, 그것이 우리가 바랄 수 있는 최선이라고 생각합니다.

죽어가는 사람은 삶의 마지막 순간에 전체 인생의 중요한 순간들이 눈앞에서 스쳐 지나가는 것을 본다고 들었습니다. 이에 대해 들어본 적이 있으신가요?

> 죽어가는 많은 환자들은 과거 삶의 경험들을 다시 체험합니다. 저는 이 시기에 환자가 모든 외부 입력을 차단하고 주위 사람들과 관계를 끊기 시작한다고 생각합니다. 또한 환자는 자기 성찰적으로 변하고 자신에게 중요한 사건과 사람들을 기억하려고 애씁니다. 자신의 과거 삶에 대해 다시 한 번 반추해보면서 자기 삶의 가치를 요약하고 삶의 의미를 찾으려는 시도를 하는 것입니다. 사랑하는 사람들과의 작지만 소중한 추억들과 순간들이 삶의 가장 마지막 단계에 가장 큰 도움이 되는 경우를 많이 봅니다.

최근 어머니가 돌아가셨습니다. 저는 선생님이 책에서 설명하신 '철회'를 조금도 보지 못했습니다. 어머니가 내면적으로 우리로부터 분리를 시도하셔서 제가 볼 수 없었던 걸까요?

> 일단 '철회'를 내면적으로 하는 것은 가능합니다. 하지만 또한 어머니가 평온한 상태에 있고 수용의 단계에 있어서 매우 편안했기 때문에 점진적으로 분리해야 할 필요가

없었을 수도 있습니다.

저는 환자가 어떻게 자신이 앞으로 30분 안에 죽을 것인지를 아는지 늘 궁금했습니다. 박사님은 이러한 최후의 순간에 정확히 어떤 느낌이 드는지 말하는 환자와 만나본 적이 있으신가요?

> 많은 환자들은 자신이 죽을 때를 우리에게 말해줍니다. 그들은 우리에게 가족에게 전화를 걸어달라고 부탁하거나 감사를 표하고 싶은 간호사를 불러달라고 합니다. 또한 많은 환자들은 간호사에게 머리를 빗겨주고 새 셔츠를 입혀주고 자신을 깔끔하고 깨끗하게 만들어달라고 부탁합니다. 그런 다음 잠시 동안 자신을 혼자 있게 해달라고 부탁합니다. 그리고 우리가 다시 돌아갔을 때 환자는 이미 죽어 있습니다. 저는 이것이 환자가 자신의 죽음 이전에 죽음을 알아채는 정신생리학적 신호라고 생각합니다.

박사님은 우리의 목표가 환자를 한 단계에서 다음 단계로 이동시키는 것이 아니라고 하셨습니다. 환자에게 죽음을 부정하는 것이 필요할지도 모르니까요. 하지만 또한 박사님은 마치 죽음의 마지막 단계인 수용의 단계가 최종 목표인 것처럼 말씀하셨습니다. 특히 남편의 볼을 꼬집은 부인의 사례에서 말입니다. 박사님은 좋은 상담을 받으면 그녀가 남편의 죽음 이전에 수용의 단계로 이동할 수 있을 것이라고 상당히 강하게 권고하셨습니다. 이러한 모순에 대해 설명해주십시오.

> 언뜻 모순처럼 들릴지 모르겠지만 저는 이것이 상황과 관

런된 의미론적 문제라고 생각합니다. 만약 죽어가는 환자와 환자의 가족 모두 죽음이 일어나기 이전에 수용의 단계에 다다를 수 있다면 무엇보다 이상적일 것입니다. 이러한 경우, 애도의 시간이 짧아지게 됩니다. 하지만 사람들을 한 단계에서 다음 단계로 넘어가도록 밀어붙이는 것이 우리의 목표는 아닙니다. 만약 환자에게 현재 단계에서 시간이 더 필요하다거나 환자가 자신의 유한함을 대면할 마음이 없다면, 혹은 환자가 부정의 단계에 남아 있기를 선호한다면, 그에게 부정의 단계에 머무르도록 용인하는 것이 더 나은 배려일지도 모릅니다. 만약 환자가 평생 동안 분노에 차 있었거나, 혁명가였거나, 투사였다면, 환자는 죽는 순간까지 분노의 단계에 머무를 가능성이 매우 높습니다. 만약 환자가 우울함을 잘 느끼는 성격이고 자기 연민에 가득 차 있고 삶의 마지막 순간까지 그렇게 남아 있다면, 환자가 갑자기 쾌활해져서 평정심을 느끼며 얼굴에 미소를 띤 채 자신의 죽음을 수용할 가능성은 거의 없을 것입니다. 이러한 사례들의 경우, 우리는 환자에게 '의료진의 욕구를 충족하는 방식으로 행동하라고' 강요해서는 절대 안 됩니다. 우리는 환자의 곁에 있으면서 환자 '자신'이 다음 단계로 넘어갈 준비가 됐을 때 환자를 도와야 합니다. 어떤 환자들은 주위의 도움이 없이는 다음 단계로 넘어가는 데 어려움을 겪을 수 있기 때문입니다.

박사님은 인터뷰를 하면서, 죽음의 마지막 단계인 수용의 단계에 도달한 환자를 몇 명이나 만나셨습니까?

저는 대부분의 환자들이 수용의 단계에 도달할 것이라고 생각합니다. 환자를 돕는 직업을 가진 사람들, 특히 의사들이 환자의 죽음을 수용하지 못하지 않는다면 말입니다. 의사들이 불필요하게 생명을 연장하고 죽음을 연기하고자 하면, 환자는 때때로 다시 분노와 우울의 단계로 퇴행하며 그러면 수용의 단계에서 평온하게 죽을 수가 없습니다. 또한 더 잦은 문제는 직계 가족이 환자를 '꽉 붙잡고'서 '놓아주지' 못하는 문제입니다. 수용의 단계에 도달하지 못한 아내가 자신 때문에 혼란스러워하고 고통스러워하는 것을 본다면 남편은 도저히 평온하고 차분하게 죽지 못할 것입니다. 만약 이러한 단계상의 격차를 발견한다면 우리가 도와야 할 사람들은 바로 '죽음의 5단계에서 뒤처져 있는' 사람들입니다. 즉, 우리는 담당 의사가 죽음과 대면하도록 돕고 환자의 아내가 죽음과 대면하도록 도와야 합니다. 그러면 우회적인 방법으로, 죽어가는 환자가 수용의 단계에 도달하거나 혹은 수용의 단계에 계속 머물도록 도울 수 있을 것입니다.

'죽음의 수용'과 의학적으로 긍정적인 태도인 '살고자 하는 의지', 즉 살아남고 회복하기 위해 싸우고자 하는 의지, 이 둘은 공존할 수 없나요?

모든 사람은 이르든 늦든 언젠가는 죽어야 하므로, '죽음의 수용'은 인간이 경험할 수 있는 가장 현실적인 일입니다. 환자가 자기 자신의 유한성이라는 현실을 수용하고 나면, 그는 자신의 내부 에너지를 최대한 이용하여 담당 의사와 치료 팀이 자신을 살리기 위해 분투하는 것을 도울 가능성이 훨씬 커집니다. 죽음의 수용이 살고자 하는 의지를 꺾는 것은 아닙니다. 오히려 삶에 대한 감사와 살고자 하는 의지를 높여줍니다.

저희 부모님은 60세가 넘으셨습니다. 부모님의 친한 친구분들은 거의 모두 현재 죽어가고 있거나 이미 돌아가셨습니다. 제가 부모님 댁에 방문할 때마다 어머니는 늙고 약해지는 것이 싫다고 말씀하십니다. 선물을 받으면 제게 자신이 죽으면 그것을 가지라고 말씀하십니다. 이러한 문제들에 대해 부모님과 무슨 말을 나눠야 할지 잘 모르겠습니다.

노년으로 접어들고 가족과 친구들을 하나둘씩 잃는 것은 그리 기분 좋은 일이 아니라는 사실을 이해하길 바랍니다. 우리 사회의 많은 사람들이 늙기를 싫어하는 것도 이해할 만합니다. 본인이 더는 자신의 기본 욕구를 처리할 수 없을 때 자신을 돌봐줄 수 있는 대가족이 존재하지 않는 사회이기 때문입니다. 요양원에서 여생을 보내는 것은 그리 즐겁지 않습니다. 어머니에게 공감하도록 노력해보십시오. 그리고 만약 어머니가 더 나이가 드시면 어떻게 할 것인지를 생각해보십시오. 어머니가 아직 정신이 또렷하시고 죽음으로부터 다소 멀리 떨어져 있는 지금, 죽음에 대해 이야기하고 어머니의 바람을 듣는다면, 나중에 많은 일들이 훨씬 더 수월해질 것입니다.

제2장

특별한
형태의
의사소통

자신의 욕구, 바람, 감정을 말로 표현할 수 있는 환자들을 돌보는 일은 상대적으로 쉽다. 하지만 인공호흡기 때문에 말을 할 수 없는 환자들이 점점 더 증가하고 있는 추세이고 노인 인구가 계속 증가하면서 뇌졸중 환자들 또한 점점 더 증가할 것이다. 이들은 목숨을 잃지는 않았지만 메모를 하거나 자신의 욕구를 말로 표현할 수가 없다. 이러한 환자들에게는 매우 특별한 관심이 필요하다. 이들과 단순히 기계적인 관계가 아닌 의미 있는 관계를 유지하려면, 이들이 때때로 들을 수 있고 감촉을 느낄 수 있다는 사실, 이들이 우리에게 신호를 보낼 수 있고 우리는 그 신호를 감지하고 이해해야만 한다는 사실을 기억해야 한다.

환자들은 다양한 언어들을 이용하여 우리에게 자신의 욕구들을 전달할 수 있다. 매우 어린 환자들은 가령 그림이나 놀이 같은 '상징적 비음성 언어'를 이용하여 우리에게 '말을 한다'. 만약 어린 환자(이식용 신장을 간절하게 기다리고 있는 어린 환자)가 상상의 권총으로 몸이 많이 아픈 룸메이트를 쏜다면, 이 환자는 룸메이트가 빨리 죽어서 자신이 그의 신장 중 하나를 받으면 좋겠다는 다급한 욕구를 표현하고 있는 것일지도 모른다. 아마 가장 힘들어하는 그룹(일반적으로 아동들과 청소년들이지만 성인들 또한 죽는 것을 두려워한다.)은 '상징적 음성 언어'를 사용할 것이다. 만약 불치병에 걸린 어린아이가 1인실의 산소 공급용 텐트 안에 혼자 있으면서 간호사에게 "제가 이 산소 텐트 안에 있는데 만약 불이 난다면 어떻게 될까요?"라고 묻는다면, 아이는 실제로는 자신의 무력감과 죽음에 대한 두려움을 표현하고 있는 것이다. 우리는 병원에서 근무하는 모든 사람들에게 이러한 의사소통에 관한 훈련을 반드시 시켜야 한다.

환자가 자신의 몸 상태를 감지하는 일은(의식적이든 무의식적이든) 매우 중요하다. 예를 들어, 뇌종양으로 수술대 위에서 죽은 한 남성 환자가, 그 이전에 반복적으로 로르샤흐 테스트*에서 검은 연기를 내며 불타는 석탄과 새하얀 눈이 보인다고 말한 사례가 있다. 그는 자신의 상징적 언어를 사용하여 표현한 것이다.

나는 우리가 중환자들, 시한부 환자들, 장애가 있는 환자들의 상징적 언어가 어떤 뜻인지 알아야 한다고 생각한다. 왜냐하면 이러한 상징적 언어는 죽음에 관한 환자의 생각과 자신의 몸 상

---

* 좌우 대칭의 불규칙한 잉크 무늬를 보고 어떤 모양으로 보이는지를 말하게 하여 그 사람의 성격, 정신 상태 등을 판단하는 인격 진단 검사법.

태에 관한 환자의 느낌에 대해 많은 것을 알려주기 때문이다. 아마 가장 좋은 사례는 아이들이 그리는 그림일 것이다. 아이들의 그림은 때때로 종양이 전이되기 시작할 시기를 미리 알려준다. 그렇기 때문에 우리는 아이들과 잘 의사소통하기 위해서 이들의 그림을 읽고 해석하는 법을 배워야 한다.

죽음에 가까워졌지만 뇌졸중 때문에 말을 할 수 없는 환자에게 어떻게 대처하십니까?

> 저는 어떤 방법으로든 그와 대화를 하려고 노력하고 환자에게 "네."와 "아니요."를 표현할 수 있는 기호나 신호를 알려줍니다. 만약 환자가 글자를 쓸 수 있다면 저는 환자에게 대답을 글자로 쓰게 합니다. 많은 환자들은 입에 연필을 물고 글자를 쓰는 법을 배울 수 있습니다. 또는 더는 말로 의사소통을 할 수 없을 때 최소한 음성 도서(talking book)로 읽을 수 있는 환자들도 많습니다. 정상적으로 말할 수 없는 환자들에게는 이러한 도구들을 모두 사용해야 합니다.

상징적 비음성 언어는 죽어가는 환자에게 어떤 긍정적인 영향을 미치나요? 환자의 가족들을 환자의 상징적 비음성 언어 활동에 얼마나 개입시킬지를 어떻게 알 수 있을까요?

> 만약 환자의 가족이 죽어가는 환자의 의사소통 방법, 특

히 상징적 비음성 언어를 기꺼이 배우고자 한다면, 저는 제 시간과 에너지를 모두 투입해서 그들에게 환자의 상징적 비음성 언어를 '읽는' 방법과 환자와 의사소통을 더 잘 할 수 있는 방법을 가르치겠습니다.

죽어가고 있는 실어증 환자를 어떻게 도울 수 있을까요? 그 환자가 무엇을 부탁하고 있는지 어떻게 알 수 있나요?

만약 환자가 글자를 쓸 수 있다면, 환자에게 종이와 연필을 주고서 대화를 나눠보십시오. 만약 환자가 더는 글자를 쓸 수 없다면, 환자에게 "네."와 "아니요."를 표현할 수 있는 상징 기호를 알려주십시오. '독백 대화'라고 불리는 대화를 시도해보십시오. 만약 충분한 시간을 들인다면, 환자의 입장에 선다면, 지나치게 빨리 포기하지 않는다면, 당신은 이러한 환자들과 놀라울 정도로 많은 이야기를 나눌 수 있을 것입니다.

'독백 대화'는 환자의 질문들을 예상해서 환자에게 물어본 후 "네."나 "아니요."로 응답하게 하는 것입니다. 만약 환자가 "네."라고 응답한다면, 당신은 환자가 선택한 질문에 대답을 합니다. 그런 다음 환자가 자신이 묻고 싶은 질문들에 당신이 전부 묻고 답했다는 신호를 보낼 때까지 계속 똑같이 하면 됩니다.

박사님이 언급한 유형의 언어들을 사용할 수 없다면, 다른 어떤 방법을 이용

하여 환자가 말을 하게 할 수 있을까요?

때때로 음성 언어가 필요하지 않을 때도 있습니다. 그저 환자의 옆에 있으면서 관심을 보이는 것만으로도 충분할 때가 있습니다. 이야기할 준비가 되지 않은 환자들을 홀로 내버려두지 마십시오. 그저 환자 옆에 앉아서 당신이 보살피고 있다는 사실을 지속적으로 보여준다면, 당신이 한마디도 하지 않았더라도 환자는 때때로 마음을 터놓고 자신이 느끼는 혼란에 대해 이야기할 것입니다.

어떻게 하면 환자의 상징적 언어 그리고/혹은 환자 가족의 상징적 언어를 제대로 빨리 해석해서 적절하게 대응할 수 있을까요?

항상 상징적 언어를 빨리 해석해야 하는 것은 아닙니다. 그렇지만 만약 죽음이 임박한 환자의 병실 밖에서 환자의 가족이 기다리고 있는 경우라면, 환자의 상징적 언어를 즉시 해석해야 합니다. 내일이 없기 때문입니다. 가족이 부재한 상태에서 죽어가고 있는 환자들의 경우에도 같은 원리가 적용됩니다. 이러한 경우 저는 때때로 확신이 들지 않는다 하더라도 환자의 뜻을 해석하려고 노력합니다. 그리고 가끔 잘못 해석하기도 합니다. 그렇다고 해도 환자의 가족이나 환자는 제가 노력한다는 사실을 알게 되고, 만약 제가 정확하게 대응하지 못한다면 자신들이 하고자 하는 이야기를 다른 말로 바꾸어 말하려고 노력할 것입니다.

매우 갑작스러운 급성 질환 때문에 중환자실이나 심장 동맥 집중 치료실에 입원한 중환자를 어떻게 보살펴야 할까요?

이 환자는 너무 심하게 아프기 때문에 주위 사람들과 의사소통을 제대로 할 수 없을지도 모릅니다. 혹은 기관 절개술을 받았을지도 모릅니다. 또는 온갖 종류의 기기에 연결되어 있기 때문에, 어떤 의미에서는 이러한 생명 연장 기기들 때문에 새로운 장애가 생겼을지도 모릅니다. 우리는 이러한 환자들의 욕구들, 눈으로 하는 이야기들을 잘 알아차려야 합니다. 또한 잠시라도 이러한 환자들 옆에 앉아서 이들이 보내는 신호를 발견하고 그 신호에 응답하려고 노력해야 합니다.

진정제를 투여했기 때문에 정신이 혼미한 환자들에게 어떻게 하십니까?

저는 진정제의 투여량을 줄이려고 노력합니다. 환자가 정신이 또렷한 순간에 자신의 욕구에 대해 제게 말할 수 있도록 말입니다. 만약 당신에게 진정제 투여에 관한 권한이 없다면, 환자가 다음번 투여를 받기 전 좀 더 정신이 또렷할 때 환자를 방문하는 것이 좋습니다.

말하지 않는 환자들도 있습니까? 이들은 우리 사회의 희생자들입니까?

저는 더는 말하지 않는 환자 중에는 자기 안으로 깊이 침잠하고, 너무 외롭고, 너무 비참해서 도와달라고 외치는 것을 포기한 환자도 있다고 생각합니다. 예를 들어 어떤 여성은 정신이 혼미한 상태에서 몇 주 동안 병실에 혼자 누워 있었습니다. 모두들 그녀가 죽을 것이라고 예상했습니다. 아무도 그녀를 방문하지 않았습니다. 하지만 우리 병원의 음악치료사 중 한 명이 단순히 그녀의 병실에 들어가서 노래를 부르고 기타를 연주하자, 그녀가 갑자기 두 눈을 번쩍 뜬 후 노래를 부르기 시작해서 모두들 깜짝 놀랐습니다. 노래를 다 부르고 나서 그녀는 눈물을 흘리면서 물었습니다. "도대체 이 노래가 제가 제일 좋아하는 찬송가라는 걸 어떻게 알았나요?" 음악은 이제껏 등한시된 하나의 언어 양식이지만, 이러한 환자들에게 매우 효과적으로 이용될 수 있는 언어 양식입니다.

신체적으로 말할 수 없는 환자들에게 어떻게 대처하십니까? 가령 손잡기 같은 비음성 의사소통만으로도 충분할까요? 그리고 이 질문은 간호진에게 해야 하는 질문이긴 하지만, '환자의 몸을 2시간마다 한 번씩 뒤집어주는' 규칙을 고수하는 불안감 많은 방문자 그리고/혹은 환자 가족이나 간호사들에게 어떻게 대처하시겠습니까? 혼수상태인 환자 또한 이러한 일이 함축하는 모든 권리를 가진 한 사람의 인간입니다. 박사님은 이러한 방문자, 환자 가족, 간호사들에 대해 어떻게 생각하십니까?

신체적으로 말할 수 없는 상태인 환자에게는 비음성 의사소통 방법과 음성 의사소통 방법을 모두 사용해야 합니다. 환자가 아직 들을 수 있다면 환자에게 말을 걸고 음성으로 이야기하는 것이 좋습니다. 환자가 청각 기능도 상실한 것처럼 취급하지 말아야 합니다. 문병객이나 환자 가족이 불안해하거나 초조해한다면, 당신이 직접 행동으로 본을 보이는 것이 좋습니다. 이러한 종류의 의사소통이 얼마나 편안하고 만족스러울 수 있는지 그들에게 보여주십시오.

입에 관을 삽입한 환자는 어떻게 죽음에 대한 두려움에 대해 의료진과 의사소통할 수 있나요? 그리고 의료진은 이 환자를 어떻게 돕는 것이 좋을까요? 무엇에 귀를 기울이는 것이 좋을까요?

환자의 눈을 쳐다보십시오. 그의 눈이 불안과 두려움을 표현하고 있다면 그에게 다가가서 이렇게 물어보십시오. "두려운가요?" 만약 환자가 눈을 깜박이거나 고개를 끄덕인다면, 환자 옆에 앉아서 물어보십시오. "무엇이 두려운가요? a 혹은 b 혹은 c 혹은 d 중 무엇이 두렵나요?" 이런 식으로 환자가 두려워할지도 모르겠다고 예상되는 예시들을 제시하십시오. 환자가 특정한 예시에서 당신의 손을 잡거나 매우 격렬하게 손을 누르면, 환자에게 그 문제의 구체적인 측면에 대해 이야기한 다음 그가 자신의 불안과 두려움을 극복할 수 있을 때까지 누군가가 옆에 같이 있어줄 것이라고 환자를 안심시키십시오. 이러한 과정을 잘 보여주는 아름다운 사례 중 하나가 1972년 5월에 메닝거 재단 회보에 실린 적이 있습니다. 여기에서 샤먼(Sharman) 박사는 인공호흡기에 의존하는 것 때문에 이런 종류의 불안에 시달리고 있는 의사 출신 환자를 소개했습니다. 다른 의사는 그저 그에게 가까이 가서 그의 옆에 계속 있겠다고 말하는 것만으로 그 환자를 도울 수 있었습니다.

대뇌 동맥 경화(노인성 치매)가 생겨서 주위에서 일어나는 일들을 일관성 있게 인지하지 못하는 노인 환자들에게 어떻게 대처할 수 있을까요?

그분들 한 분 한 분을 갓난아기처럼 대하기 바랍니다. 음식을 먹이고, 보송보송하고 따뜻하고 편안한 상태를 유지하게 하고, 어루만지고, 이야기를 건네십시오. 어린 아기에게 하는 것과 똑같이 말입니다. 그분들은 따뜻함, 사랑, 다정함을 잘 알아차립니다. 비록 감사함을 말로 표현할 수 없을지라도 말입니다.

상징적 언어에 대한 정보를 어디에서 얻을 수 있을까요? 가장 좋은 자료는 무엇인가요?

죽어가는 환자들이 사용하는 상징적 음성 언어와 상징적 비음성 언어에 대한 책은 아직 한 권도 출간되지 않았습니다. 저자에게 요청하면 강의 녹음 테이프 세트를 구할 수 있습니다.

저는 상징적 비음성 언어에 대해 잘 모르겠습니다. 상징적 비음성 언어에는 손을 꽉 쥐는 것이나, 남편이 보낸 꽃에 둘러싸여 있다고 상상하며 병실에 누워 있는 아내의 경직된 자세도 해당되나요?

그렇습니다. 말로 표현되지 않은 모든 의사소통 방법은 상징적 비음성 언어입니다. 만약 말할 수 없는 환자가 겁먹은 듯한 표정을 짓는다면, 이는 두려움의 비음성 표현입니다.

장기간 동안 의식이 없는 상태인 시한부 환자에 대해 어떻게 하면 좋을까요?

이는 매우 어려운 문제입니다. 어떻게 대답해야 타당할지 잘 모르겠습니다. 하지만 우리가 사람을 죽일 수는 없습니다. 저는 안락사(자비로운 죽임*)에 완전히 반대합니다. 저는 우리가 아는 최고의 방법으로 환자를 치료하되, 인위적으로 생명을 연장하지 말아야 한다고 생각합니다. 저는 온갖 기계들을 이용하여 신체 기능을 유지하는 것이 좋다고 생각하지 않습니다. 하지만 회복할 가능성이 있는, 의식을 잃은 환자는 세상에서 가장 좋은 의료 서비스를 받아야 한다고 생각합니다. 또한 혼수상태인 환자들이 자신의 주변을 자각하는 경우가 많다는 사실을 절대 잊지 마십시오. 이들은 간호하는 사람의 손길에 반응을 보이는 경우가 많습니다. 또한 나중에 의식이 돌아온 후 간호사들이 '환자가 절대 듣지 못하리라고' 생각하고 환자 옆에서 나눴던 말들을 그 당시에 들을 수 있었다고 말하는 경우도 많습니다.

분명히 도움을 원하는 것처럼 보이지만 언어 장벽 때문에 의사소통을 할 수 없는 환자에게 어떻게 하면 효과적으로 대응할 수 있을까요?

• '자비로운 죽임'은 적극적인 안락사를 의미한다(더 자세한 내용은 122쪽 주 참조).

만약 환자가 오직 외국어로만 말할 수 있다거나 영어로 의사 표현을 하는 것을 힘들어한다면, 지역에 있는 대학교에 환자가 사용하는 언어를 사용할 줄 아는 학생과 접촉할 수는 있는지 알아보십시오. 조금만 노력하면 학생들이 가끔 환자를 방문하게 할 수 있을 것입니다. 그렇게 되면 환자는 자신의 기본적인 욕구를 이야기할 수 있게 될 것입니다.

죽을 때 가장 마지막까지 유지되는 감각이 청각이라는 것이 사실입니까? 만약 그렇다면 죽어가는 환자 옆에 있는 사람은 환자에게 자신의 존재를 말로 확인시켜주는 게 좋을까요? 환자에게 위안이 될까요, 아니면 환자가 불안해할까요?

저는 죽어가는 순간에 누군가가 자신의 옆에 앉아서 손을 잡아주고 있다는 사실을 안다면 커다란 위안이 될 것이라고 생각합니다. 다만, 그가 침대 옆에 앉아서 끊임없이 말할 필요는 없습니다. 단순히 이렇게 말하면 됩니다. "엄마, 저 왔어요. 제 말 들리세요?" 그런 다음 환자의 손을 잡고 환자가 건강했을 때에는 주저하느라 미처 말하지 못했던 말들을 모두 하십시오.

반혼수상태나 혼수상태인 환자가 편안히 사망했는지 아닌지를 어떻게 알 수 있나요?

환자가 혼수상태가 되기 전에 제가 그 환자와 아는 사이가 아니었다면 그러한 점에 대해 알 수 없습니다.

만약 어떤 환자가 신체적으로는 말을 할 수 없지만, 뭔가 대단히 중요한 할 말이 있는 것처럼 보인다면, 환자가 원하는 게 무엇인지 어떻게 알아내시겠습니까?

> 환자를 충분히 잘 알고 있다면 환자와 몇 시간을 보내면서 환자에게 "네."와 "아니요."의 신호를 알려주고 난 후 단순히 추측을 해야 할지도 모릅니다. 만약 환자가 원하는 것이 무엇인지 알아낼 수 없다면, 환자를 더 잘 알고 있는 직계 가족을 찾을 수 있는지 알아보십시오. 그 사람은 환자의 요청이 무엇인지 감지할 수 있을지도 모릅니다.

한 환자가 있습니다. 무척 우울해하고, 직계 가족을 만나기를 거부하고, 간호진에게 화를 내고, 죽고 싶어 합니다. 이 환자를 어떻게 도울 수 있을까요? 어떻게 그녀에게 접근할 수 있을까요? 그녀는 일흔여덟 살이고 파킨슨병 진단을 받았습니다. 그녀는 외국어로만 말할 수 있기 때문에 언어 장벽 또한 있습니다. 그녀는 의지가 매우 강합니다.

> 이 연령대의 환자가 화가 나서 가족을 만나는 것을 거부한다면 가족이 그녀의 입원 과정에서 일 처리를 제대로 하지 못했거나 환자와 미리 상의도 하지 않고 환자를 요양원에 보냈을 가능성이 있습니다. 환자와 같은 언어로 말할 줄 알지만 환자와 직접 관련은 없는 누군가를 섭외해보세요. 그러면 이 환자는 자신의 분노에 대해 이야기할 수 있을지 모르고, 자신의 직계 가족보다 더 편하게 이야기를 나눌 수 있는 친구가 생길지도 모릅니다. 또한 그 누군가

는 환자의 가족을 만나봐야 합니다. 가족들이 환자에게 화가 난 상태로 있다가 환자가 죽은 후에 죄책감에 시달리지 않도록 말입니다.

죽음에 매우 가까이 왔는데 뇌졸중 때문에 말을 할 수 없는 환자에게 어떻게 대처해야 할까요?

그저 환자의 옆에 앉아서 그의 손을 잡아주십시오.

혼수상태에 있는 환자가 느낄 수 있나요? 심지어 병실에 있는 사람들의 말을 들을 수도 있나요?

그렇습니다. 그런 경우가 많습니다. 혼수상태의 깊이에 달려 있습니다.

환자가 혼수상태일 때 환자의 가족에게 어떻게 대처해야 할까요?

의료진은 가족들을 위해 시간을 내고 가족들이 던지는 질문에 대답을 해야 합니다. 또한 온 가족이 환자의 침대 옆에 둘러앉아서 환자가 죽기를 기다리고 있지는 않은지 살펴봐야 합니다. 이러한 시간은 며칠, 몇 주, 때로는 몇 달 동안 계속될 수 있습니다. 당신은 가족이 계속 일상생활을 영위하도록 도와야 합니다. 젊은이들은 데이트를 하고, 영화를 보러 가고, 보통 때 하던 일들을 해야 합니다. 만약 당신이 돕지 않는다면 가족들은 점점 더 진이 빠질 것이고 점점 더 화가 치밀 것입니다. 죽음이 일어난 이후에도 가족들은 도움을 필요로 합니다. 신체적·정서적으로 고단했던 오랜 기다림의 시간 동안 느꼈던 분노, 죄책감, 억울함에 관련해 도움을 받아야 합니다.

무척 아픈 환자가 있습니다. 그는 죽는 것을 두려워하는 동시에 설사 살아남는다 해도 계속 안고 가야 할 신체 기형 문제 때문에 너무 우울해합니다. 이 환자에게 어떻게 하시겠습니까? 신체 기형 문제에는 팔다리 절단이 포함되어 있습니다.

자신의 신체 기형 문제에 대한 그의 걱정에 귀를 기울이도록 노력하십시오. 팔다리 절단을 하고도 성공적으로 살고 있고 잘 기능하는 다른 환자들을 소개할 수도 있을 것입니다. 같은 종류의 비극을 겪고도 성공적으로 살아가고 있는 다른 환자보다 더 나은 상담치료사는 없다고 생각합니다.

자신이 준비가 다 됐다고 하면서, 죽음에 대한 자신의 생각과 자기 자신을 거리낌 없이 표현하는 서른 살 미혼 여성을 어떻게 하면 가장 잘 도울 수 있을까요? 그녀는 독일어만 할 줄 알고(저도 마찬가지입니다.) 우측 반마비와 연하 곤란*이 있습니다.

같은 언어를 사용하는 친구가 있다니 그녀는 운이 좋은

---

* 음식이 식도를 지나가는 감각이 느껴지거나 음식이 식도 내에서 내려가다가 지체되거나 중간에 걸려서 더는 내려가지 않는 병.

것 같습니다. 만약 그녀와 죽음에 대해 이야기하는 것이 두렵지 않다면 함께 이야기를 나누십시오. 그러면서 그녀가 무엇에 관해 이야기하고 싶은지 단서를 알아내십시오.

박사님은 죽어가는 환자와 의사소통을 하실 때 환자가 사용하는 언어와 같은 유형의 언어를 사용하시나요? 예를 들어, 만약 환자가 상징적 언어로 의사소통을 하면, 박사님은 상징적 언어로 의사소통을 하시나요, 아니면 쉽고 분명한 말로 말씀하시나요?

저는 환자가 사용하는 것과 같은 언어를 사용할 때가 많습니다. 오직 환자가 쉽고 분명한 말로 이야기할 준비가 되었다고 느껴질 때에만 쉽고 분명한 말로 바꿔서 말합니다. 그러고 나서 만약 환자가 저와 같은 의사소통 방법을 이용하지 않는다면, 다시 상징적 언어를 사용하기 시작합니다.

환자가 상징적 의사소통 방법(음성 혹은 비음성 의사소통 방법)으로 말하고 있는 내용을 해석하는 법을 어떻게 배울 수 있을까요? 어떻게 하면 더 잘 듣는 사람, 말 너머의 것을 듣는 사람이 될 수 있을까요?

시간과 인내심, 그리고 옆에서 견학할 수 있게 허용하는 몇몇 '전문가들'만 있으면 됩니다. 환자의 침대 옆에 그 전문가들과 함께 앉아서 이 분야에서 좀 더 경험이 많은 사람들이 어떻게 하는지를 잘 관찰해보십시오.

쉽고 분명한 말로 정확히 이야기하는 것보다 환자의 상징적 언어 체계 안으

로 들어가는 것이 더 바람직할 때가 언제인지 어떻게 알 수 있을까요?

환자가 쉽고 분명한 말보다 상징적 비음성 언어를 사용한다면, 이는 환자가 아직 쉽고 분명한 말로 이야기할 준비가 되지 않았다는 사실을 의미합니다. 만약 환자가 말할 준비가 거의 됐다고 느껴질 때면 저는 '나 자신에게 크게 말하기' 기법이나 '방에 있는 제삼자에게 말하기' 기법을 이용합니다. 가령 이렇게 말하는 것입니다. "저는 그가 자신의 마지막 시간에 대해 이야기하고 있는 것인지 궁금해요." 그러면 환자가 말합니다. "오, 맞아요. 그게 제가 말하고 있는 거예요. 확실히 제게는 시간이 얼마 남지 않았어요." 그런 다음 환자는 쉽고 분명한 말로 이야기를 계속합니다. 만약 환자가 이런 반응을 보이지 않는다면, 저는 환자의 상징적 언어로 계속 이야기할 것입니다.

환자가 상징적 언어로 이야기하고 있다는 사실을 어떻게 확신하실 수 있습니까? 또한 박사님의 해석이 박사님의 욕구로부터 생겨나지 않았다는 사실을 어떻게 확신하실 수 있습니까?

만약 제가 환자와 이야기를 나누고 있는데 환자가 긍정적으로 반응한다면 저는 제가 올바르게 해석했다고 추정합니다. 우리가 이 작업을 우리 자신의 욕구로부터 기인해서 하거나 단순히 우리의 욕구를 충족하기 위해서 하고 있는 것이 아니라는 점을 확인하기 위해서, 우리는 훌륭한 학제 간 팀을 구축했습니다. 이 팀은 서로를 계속 지켜보고 만약 누군가가 환자에게 지나치게 개입하거나 상담치료사의 본분을 망각하면 마음을 터놓고 솔직하게 서로를 바로잡 아줍니다.

뇌졸중 환자이고 중환자이지만 죽음에 대한 두려움을 말로 전달할 수 없는 여성 환자와 어떻게 의사소통을 할 수 있을까요?

저라면 그녀 옆에 앉아 머리를 쓰다듬으면서 짧게 말하겠 습니다. "힘들죠, 그렇지 않나요?" 당신은 그녀의 표정을 읽거나 그녀가 당신의 손을 더 세게 잡는지를 보고서 그 녀가 두려운지 혹은 편안한지 알 수 있을 것입니다. 이는 그녀가 당신에게 하는 비음성 의사소통입니다. 하지만 당 신은 그녀에게 말로 이야기할 수 있습니다.

박사님은 어떻게 환자와 환자 가족의 상징적 언어를 충분히 빨리 해석해서 적절하게 대응하십니까? 그들은 어떤 말들을 더 자주 하는 경향이 있습 니까?

이것은 거의 오직 경험의 문제에 해당합니다. 우리는 여전 히 많은 실수를 하고 있고 올바른 해석을 하지 못할 때도 많습니다. 하지만 저는 아예 시도조차 하지 않는 것보다는 시도하고 실수하는 것이 더 낫다고 믿습니다.

비음성 의사소통에 대한 박사님의 관찰이 맞는지 어떻게 알 수 있으신가요? 환자들에게 자신의 감정을 직접 말로 표현하도록 밀어붙이지 않고서도 말입

니다.

만약 환자가 호의적이고 긍정적으로 반응한다면 자신의 관찰이 맞음을 알 수 있습니다. 만약 환자들이 어떠한 감정도 표현하고 싶어 하지 않는다면 환자들을 밀어붙이지 마십시오. 만약 당신이 지나치게 '밀어붙인다면' 환자들이 가장 먼저 당신에게 음성 언어 혹은 비음성 언어로 알려 줄 것입니다.

제3장

불치병과
자살

많은 전문가들은 자신의 환자들에게 그가 중병에 걸렸다고 말하기를 두려워한다. 만약 환자가 진실을 알게 되면 자살을 고려할지 모른다는 두려움 때문이다. 우리는 이러한 믿음을 지지할수 없다. 자신이 중병에 걸렸다는 사실을 조심스럽게 통보받고그와 동시에 희망을 전해 받은 환자들은 평소에 보였던 용기보다 더 많은 용기를 가지고 나쁜 소식에 대처할 수 있다.

자살을 고려하는 환자들은 다음과 같은 유형으로 나뉜다.

(1) 모든 상황과 모든 사람을 통제하려는 욕구가 강한 환자

(2) 자신에게 악성 종양이 있고 "당신이 도움을 받으러 너무 늦게 왔기 때문에 의료진이 할 수 있는 일이 아무것도 없다."라는 잔인한 말을 들은 환자

(3) 투석을 받고 있는 환자. 그리고/또는 장기 이식을 기다리

고 있는 환자 중 지나치게 많은 희망을 전해 받고 자신의 상태에 대해 믿을 수 없는 평가를 받은 환자. 이들은 갑자기 모든 희망을 포기하는 경향이 있고 우리가 '수동적인 자살'이라고 부르는 행위 때문에 죽는 경우가 많다.

(4) 무시당하고, 고립되고, 버림받고, 위기 상황에서 적절한 의료적·정서적·영적 도움을 받지 못한 환자

자살할지도 모르는 시한부 환자들의 마지막 유형은 종교를 믿지는 않지만 자신의 유한성을 받아들였으며, 몇 주 혹은 몇 달 동안 쓸모없는 고통을 겪으며 목숨을 부지하기보다는 차라리 죽음의 과정을 단축하고 싶어 하는 환자이다.

일부 환자들은 죽음이라는 현실과 맞닥뜨리게 되면 '자살 위험군(자살 충동을 잘 느끼는 사람들)'이 됩니까?

그렇습니다. 언제나 내일이 당연히 오는 것처럼 생각하며 사는 사람들이 있습니다. 지금까지 살아오면서 어떤 심각한 비극이나 상실과 맞닥뜨리지도 않았고 자기 자신의 죽음에 대해 한 번도 숙고해본 적이 없는 사람들입니다. 이 환자들은 자신의 실존을 위협하는 갑작스러운 비극에 맞닥뜨리면 극심하고 깊은 우울증에 빠지거나, 치료·논의·예후 관리를 극히 어렵게 만드는 거대한 부정의 피난처에 숨을지도 모릅니다. 항상 모든 것을 통제하고 싶어 하는

일부 환자들은 불치병에 직면하면 자신이 통제력을 잃어버렸다고 느낍니다. 이때 통제력을 다시 찾을 수 있는 한 가지 방법은 자살을 고려하는 것입니다. 이 마지막 유형의 환자에게 도움이 되는 몇 가지 '기법'이 있습니다. 일단 의사나 간호사가 앞으로 밟아야 할 모든 절차를 환자와 함께 미리 논의하는 것이 좋습니다. 환자에게 이 절차를 아침에 밟을 것인지 오후에 밟을 것인지 선택권을 주는 것이 좋습니다. 이러한 방법을 통해 환자는 선택권을 가지게 되고 최소한 특정한 절차들이 이루어질 시간을 통제할 수 있습니다. 그리고 환자의 가족들은 미리 환자에게 전화를 걸어서 특정한 시간에 문병객을 만나고 싶은지 혹은 나중에 만나고 싶은지 물어볼 수 있습니다. 이 방법 또한 환자에게 자신이 언제 문병객을 만날 것인지를 통제하고 있다는 느낌을 줍니다. 많은 경우 환자들은 환경을 조금만 조정해줘도 급속히 좋아집니다. 매우 의식적으로 행하는 이러한 일들을 통해 환자는 자신이 여전히 중요한 사람으로 여겨지고 있다는 느낌을 받습니다. 여건이 허락하는 한 환자가 많은 결정을 내리도록 하는 것이 좋습니다.

암 환자가 자살하는 경우, 일반적으로 자신이 암에 걸렸다는 걸 알게 됐지만 아직 심하게 혹은 고통스럽게 아프지 않을 때 자살을 시도합니까?

우리는 암의 초기 단계에서 환자가 자살을 시도하거나 실제로 자살을 한 사례들에 대해 많이 들어보지 못했습니다. 자살은 암의 마지막 단계에서 훨씬 더 자주 발생합니다. 마지막 단계가 되면 더는 자기 자신을 돌볼 수 없고 고통이 견디기 힘든 정도가 되고 치료 비용 또한 매우 높아지기 때문에, 환자는 가족에 대해 걱정하기 시작하고 고통을 단축하고 가족이 부담해야 하는 치료비를 줄이기 위해 자살을 생각합니다.

박사님은 자살하는 사람들이 죽음을 부정하고 있다고 보십니까, 아니면 죽음을 수용하고 있다고 보십니까?

양쪽 다 가능하다고 생각합니다.

자살 충동을 느끼는 환자들은 자신의 의도를 암시하는 행동을 합니다. 환자를 돕는 사람들은 이러한 환자에게 죽음이 임박했다는 예감을 가진 환자나 불치병에 걸린 환자와는 다르게 접근합니까?

저는 불치병에 걸리지 않았음에도 자살 충동을 느끼는 환자는 자신의 의도를 암시하는 행동을 한다고 생각합니다. 환자는 도움을 청할 것이고 그러면 우리는 마음을 열고 환자에게 솔직하게 대하면서 자살을 막을 수 있는 모든 방법을 동원하여 도와야 합니다.

불치병에 걸린 환자와 자살의 관계는 어떻습니까?

우리가 치료한 800명이 넘는 시한부 환자들 중에서 자살을 시도한 환자는 극소수였습니다. 아마 자살로 인한 사망자 수가 가장 높은 그룹은 투석을 받고 있거나 장기 이식을 기다리고 있는 환자일 것입니다. 이들은 장기 이식에 대해 높은 희망을 가지고 있음에도 불구하고 신체 기능 면에서 많이 제한되어 있습니다. 장기 이식이 성사되지 않거나 합병증이 시작되면 이들은 모든 희망을 포기한 다음 자살 충동을 심하게 느끼게 되는 경우가 매우 많습니다. 이들은 우리가 '수동적인 자살'이라고 부르는 행위를 할 때가 많습니다. 즉, 규칙을 어기고, 술을 많이 마시고, 약을 복용하지 않을 수 있습니다. 약물을 과다 복용하는 식의 적극적 방법을 취하는 대신 이러한 방식으로 자신의 죽음을 수동적으로 촉진하는 것입니다.

자살 충동을 느끼는 시한부 환자를 담당한 적이 있으십니까. 만약 그렇다면, 어떻게 그 상황에 대처하셨나요?

시한부 환자가 자살에 대해 생각하고 있고 제게 그 문제에 대해 이야기하면, 저는 환자에게 현재 상태 중 어떤 점이 삶의 지속을 견딜 수 없게 만드는지 묻습니다. 고통이 너무 심한 게 문제라면 우리는 환자가 편안해질 수 있도록 진통제를 바꿔서 처방해야 합니다. 만약 환자의 가족이 환자를 돌보지 않는다면, 우리는 가족이 다시 환자를 돌보도록 노력해야 합니다. 만약 이것이 불가능하다면 의료신이 가족을 대신해 환자를 자주 방문하거나 위탁 가족을 찾으려고 노력해야 합니다. 위탁 가족은 죽어가는 환자들을 돌보는 일에 대해 훈련받은, 이런 종류의 일을 좋아하는 자원봉사자 중에서 선택할 수 있습니다. 우리는 환자가 자연적 원인으로 죽음을 맞이할 때까지 환자가 삶을 살아가도록 돕기 위해 인간의 능력 내에서 할 수 있는 모든 일을 다 해야 합니다. 지금까지 우리 병동에서는 환자의 신체적·정서적·영적 욕구를 잘 돌볼 수 있었고 단 한 건의 자살밖에 없었습니다. 만약 한 병동에서 시한부 환자들의 자살이 여러 건 발생한다면, 의료진은 자신들의 환자 관리 방식을 재고해야 합니다.

죽음을 갈망하는 환자에게 '삶의 의지'를 느끼게 하려면 어떻게 해야 할까요? 가령 자살 충동을 느끼는 환자나 술이나 약물로 자기 자신을 학대하는 환자에게 다시 살고 싶어 하고 남은 삶을 감사히 여기는 마음을 갖게 하려면 어떻게 해야 할까요?

제 생각에 제일 중요한 일은 이러한 종류의 환자를 함부로 평가하지 않는 것입니다. 환자를 있는 그대로 받아들이고 왜 환자가 술이나 약물로 자기 자신을 학대하고 있고 더는 살려고 하는 의지가 없는지 알아내려 애써보십시오. 그런 다음에만 진정으로 그 환자를 도울 수 있습니다. 이러한 환자들에게는 당연히 전문가의 도움이 필요합니다.

박사님은 인간이 불치병에 걸리면 자살할 권리가 있다고 생각하십니까, 또한 우리에게 이러한 행동을 막을 권리가 있다고 생각하십니까?

우리의 목표는 환자가 죽도록 내버려두는 것이 아니라 환자가 자연적인 죽음을 맞이할 때까지 살아가도록 돕는 것입니다. 만약 환자가 깊은 우울증에 빠져 있고 생을 끝내고 싶어 한다면 일단 환자가 우울증에서 빠져나오도록 최선을 다해 도와야 합니다. 만약 불치병에 걸린 환자가 자신의 유한함을 받아들이고 신변을 정리한 다음 자신의 삶을 끝내고 싶어 한다면, 우리는 그것을 막을 방법이 없고 그의 결정을 함부로 평가해서도 안 됩니다. 그렇지만 그러한 환자가 우리의 보호 아래에 있는 한 최선을 다해 환자의 삶을 (의미 있는 삶까지는 아니더라도) 참을 만한 삶으로 만들어야 합니다. 환자가 자연적인 죽음을 맞이할 때까지 버틸 수 있도록 말입니다.

자살한 환자의 죽음을 수용하도록 환자의 가족들과 친구들을 어떻게 도울 수 있을까요?

이러한 가족들과 친구들은 죽음이 일어난 이후에 발생하는 죽음의 모든 단계들을 거쳐야 합니다. 사랑하는 사람이 죽으면 자연히 많은 죄책감과 후회가 뒤따릅니다. 이러한 가족이 평온과 수용의 단계에 다다르기 위해서는 전문가의 도움이 필요할 때가 많습니다. 당연히 이들이 느끼는 슬픔은 환자가 자연적인 원인 때문에 죽은 경우보다 훨씬 더 오래 지속될 것입니다.

박사님은 의료진에게 안락사(자비로운 죽임)를 요청하는 환자나 약물 복용을 거부하는 방법으로 자살하겠다고 협박하는 환자에게 어떻게 대처하십니까?

저는 의료진이 환자에게 약물을 복용하라고 강요할 수 있다고 생각하지 않습니다. 만약 환자가 투석, 추가 치료, 약물 복용을 거부한다면, 저는 의료진이 환자에게 자신의 몸을 자기 생각대로 할 권리가 있다는 사실을 받아들여야 한다고 생각합니다. 만약 환자가 정신적으로 건강하다면 말입니다. 하지만 만약 환자에게 우울증이 있다면 저는 환자가 그 상태에서 벗어나도록 돕는 것을 제 의무로 여기겠습니다. 만약 환자가 계속해서 치료나 약물 복용을 거부한다면 저는 그의 결정을 받아들일 것입니다. 만약 환자가 안락사(자비로운 죽임)를 요청한다면 저는 환자가 그런 요청을 하는 이유를 알고자 할 것입니다. 만약 환자가 적절한 진통제, 훌륭한 신체적·정서적·영적 지원을 받고 있다면, 그런 요청을 하는 경우는 매우 드물 것입니다. 천 명에 한 명 정도이겠지요. 환자를 죽이는 것은 우리의 역할이 아닙니다. 환자가 죽음의 순간까지 살아가도록 돕는 것이 우리의 역할입니다. 저는 어떠한 형태의 안락사(자비로운 죽임)에도 전적으로 반대하고 그것에 관한 한 절대 어떠한 역할도 하지 않을 것입니다.

자살을 계획하고 있는 환자들은 반응성 침묵의 슬픔* 유형의 우울증을 겪고 있다고 생각하십니까?

저는 자살에 대해 천천히 그리고 의식적으로 숙고하는 환자들은 예비성 슬픔을 겪고 있다고 생각합니다. 죽음의 5단계를 겪지 않은 환자들이 자살을 하는 경우도 있습니다. 보통 이러한 환자들은 마약이나 술의 영향 아래에 있어서 정상적으로 사고하지 못하는 환자들입니다. 또한 정신 질환을 앓는 환자들은 정신 질환이 없는 환자들과 다른 이유 때문에 자살을 합니다.

자살이 죽음의 마지막 단계를 정상적으로 끝내는 수단이 될 수 있을까요? 말하자면 죽음을 완전히 수용한 후에 고통이나 경제적 부채를 피하기 위해서 사용하는 정상적인 수단 말이지요. 아니면 자살은 항상 비정상적인 행위인가요?

아니요. 저는 자살이 항상 비정상적인 행위라고는 생각하지 않습니다. 어떤 환자들은 자신의 끝내지 못한 과업을 완수하고 신변을 정리하고 평온과 수용의 단계에 도달하고 그런 다음 자신의 삶을 끝내기도 합니다. 아마 가족과 아이들에게 집과 얼마의 유산을 남겨주기 위해서이겠지요. 혹은 자신이 죽을 준비가 되었고 죽음의 과정을 연장하는 데서 어떠한 의미도 발견하지 못하기 때문일 수도

• '침묵의 슬픔'은 상실에 대한 특정한 반응을 가리킨다. 배우자를 잃거나, 유산을 하거나, 갑작스럽고 비극적인 사고로 누군가를 잃은 경우 때때로 이러한 유형의 반응을 보일 수 있다. 침묵 속에서 애도를 하는 사람들은 때때로 자기 자신을 고립시키고, 일이 잘못됐다는 사실을 부정하고, 어떤 경우에는 수치심과 죄책감에 소리 없이 고통받기도 한다.

있습니다.

환자가 자살하는 것이 잘못된 일일까요? 만약 그것이 삶에 대한 통제력을 잃지 않으려는 자신만의 방식이라면요?

시한부 환자들을 돌보는 일을 하면서 우리는 함부로 판단하지 말아야 함을 배웠습니다. 한 사람이 자살을 고려할 때 그것은 잘잘못을 따질 문제가 아닙니다. 우리에게 그것은 왜 이 환자가 자살을 원하느냐의 문제입니다. 이러한 엄청난 욕구, 즉 자신이 죽을 시간과 방법까지 통제하려는 욕구가 생긴 이유는 뭘까요? 만약 환자가 '죽음과 죽어감'을 두려워하지 않는다면, 그는 이러한 통제 욕구를 포기하고 자신의 자연적인 죽음을 기다릴 수 있습니다. 대부분의 환자의 경우 상담을 거의 하지 않고도 이런 상태가 됩니다.

자살이 모든 사람의 권리여야 할까요? 만약 그렇다면, 시간과 장소와 수단과 관련해서 어떠한 제한이나 한도가 있어야 할까요?

저는 우리가 자살이 모든 사람의 권리라고 광고해야 한다고 생각하지 않습니다. 프랑스 역사에서 한때 자살이 일반적인 표준으로 여겨지던 시기가 있었습니다. 일종의 '보건소' 같은 곳이 있었고, 자살을 원하는 사람들은 그곳에서 독약을 구할 수 있었습니다. 저는 안락사나 자살을 위한 공공시설이 옳다고 생각하지 않습니다. 우리의 역할은 의미 있고 제대로 기능하는 삶을 연장하는 것이어야 하고, 사람들은 가능한 한 모든 도움을 받아야 합니다. 의미 있게 살기 위해서, 그리고 자살을 심사숙고하기 위해서가 아니라 살기 위해서 시간과 에너지를 쓰기 위해서 말입니다. 만약 '의학의 도움을 넘어선' 시한부 환자가 단순히 약물 복용을 중단하는 방식으로 자살을 생각하거나 더는 의학적 도움을 받기를 거부한다면, 저는 그 환자에게 그렇게 할 권리가 있다고 생각합니다. 여기에는 저 자신의 판단과 구별이 포함되어 있습니다. 즉, 저는 추가적인 인위적 생명 연장을 방지하고 자신의 자연적인 죽음을 맞이할 환자의 권리와, 환자가 자살하는 것을 엄격히 구별합니다.

자살 충동을 느끼는 환자들은 시한부 환자들이 겪는 죽음의 단계들과 같은 단계들을 겪습니까?

저는 자살 충동을 느끼는 환자들 중 일부는 같은 죽음의 단계들을 겪는다고 생각합니다. 이는 오랫동안 만성 우울증을 겪고 있고 자신의 삶을 끝내는 일에 대해 천천히 의식적으로 생각하는 신경증 환자에게도 적용된다고 생각합니다. 그렇지만 정신 질환 환자들의 우발적 자살 충동에는 적용되지 않고 마약의 영향 아래에서 자살을 하는 환자들에게도 적용되지 않는다고 생각합니다.

청소년들의 자살에 대해 어떻게 생각하십니까? 신체적으로 건강하지만 정

서적인 문제가 있는 청소년들 말입니다.

이들에게는 당연히 정신의학의 도움이 필요합니다. 그리고 그 과정에 부모 또한 포함해야 합니다.

제4장

갑작스러운
죽음

사랑하는 사람의 예기치 않은, 갑작스러운 죽음은 가장 비극적인 경험이다. 우리는 죽음을 부정하는 사회에 살고 있기 때문에 죽음에 대해 서서히 준비하게 도와주는 특정한 질환이 없는 경우, 가족의 상실에 대처할 준비가 잘 되어 있지 못하다.

이러한 경우 유족이 회복 불가능한 트라우마와 끝없는 고통에 시달리지 않도록 돕는 일이 가장 중요하다. 많은 사람들은 도움을 충분히 받지 못해서 몇 년 동안 슬픔에서 헤어나지 못하거나 혹은 정신과 전문의의 도움을 필요로 하기도 한다.

죽음의 단계들을 경험할 새도 없이 빨리 혹은 참혹하게 사망한 사람의 가족들을 어떻게 도울 수 있을까요?

그들이 충격과 부정의 상태에서 빠져나올 수 있도록 그들에게 충분한 시간을 주어야 합니다. 그들은 죽음이 발생한 이후에 모든 단계들을 거쳐야만 할 것입니다.

심각한 심장 마비에서 회복한 환자가 갑작스러운 죽음에 대한 공포를 극복하도록 어떻게 도울 수 있을까요?

심각한 심장 마비가 왔다가 회복한 많은 환자들은 불안이 심하고 또다시 심장 마비가 와서 갑작스럽게 죽게 될까 봐 항상 두려워하게 됩니다. 이러한 환자들에게는 불안을 완화하고 운동(가령 자전거 타기)을 하도록 도움을 주기 위해 상담이 필요합니다. 이들이 담당 의사가 허용하는 한도 내에서 정상적인 삶을 살 수 있도록 말입니다. 이런 환자들은 항상 긴장해 있고 불안해하는 경우가 많으며, 그 때문에 전문적인 상담을 받아서 운동을 하고 정상적인 삶을 사는 경우에 비해 또다시 심장 마비를 겪을 가능성이 훨씬 더 높습니다.

가족은 아이의 갑작스러운 죽음을 어떻게 받아들일 수 있을까요?

아이의 죽음을 받아들여야 하는 것보다 더 어려운 일은 없을 것입니다. 만약 그것이 갑작스러운 죽음이었고 아이의 가족이 전혀 준비를 하지 못했다면, 이러한 가족에게는 슬픔을 해소하기 위해 몇 년이 필요하기도 합니다. 이는 이러한 가족들을 홀로 내버려두어야 한다는 뜻이 아니라, 아이의 죽음 이후에 몇 달이든 계속 그들 곁에 있어주어야 한다는 뜻입니다. 아이의 부모와 형제들이 아이의 죽음 이후에 죽음의 단계들을 겪는 동안 말입니다.

사고가 난 지 몇 시간 후에 갑작스러운 죽음이 발생한 경우나 갑자기 중병에 걸려 전혀 예기치 않은 죽음이 발생한 경우에 유족에게 어떤 말을 해야 하고 그들을 어떻게 도울 수 있을까요?

그러한 예기치 않은 죽음이 발생한 직후 몇 시간 동안은 우리가 할 수 있는 일이 그다지 많지 않습니다. 그저 그들 곁에 있어주고 죽음에 뒤따라 행해져야만 하는 기계적인 일들을 준비하도록 돕는 수밖에 없습니다. 이러한 가족들 대부분은 충격과 부정의 상태에 빠져 있을 것입니다. 이들에게는 또렷하게 사고하고 감정에 휘둘리지 않고 침착하게 가까운 친척들에게 사실을 알리고 장례식을 준비할 누군가가 필요합니다.

죽어가는 환자의 가장 가까운 사람이 사망한 경우 어떻게 대처하십니까?

죽어가는 환자에게 중요한 인물이 사망하는 일은 우리가 대면해야만 하는 가장 힘든 일 중 하나입니다. 약 800명의 시한부 환자들을 인터뷰한 한 병원에서 한 사람이 죽었고 이것은 제 인생에서 가장 충격적인 경험 중 하나였습니다. 제 암 환자들 중 많은 환자들을 돌보던, 가장 중요한 외과 전문의이자 내과 의사가 죽은 것입니다. 그는 어느 날 아침 회진을 돌기 바로 직전에 심장 마비로 갑작스럽게 죽었습니다. 그에게 내적으로 외적으로 의지하고 그를 몹시 사랑했던 많은 환자들은 엄청난 충격과 극도의 고통에 휩싸였습니다. 몇몇 환자들은 이것이 어떤 수술도 더는 필요하지 않다는 신호라고 생각된다고 하면서 추가 수술을 거부했습니다. 그들은 그렇게 중요한 사람을 상실한 것에 대해 엄청나게 큰 슬픔을 느꼈습니다. 환자들 모두 자신을 돌보던 중요한 사람이 죽었다는 사실과 대면하기 위해 상담이 필요했습니다. 불치병에 걸린 여성 환자의 남편이 사망하거나 시한부 환자가 입원해 있는 동안 자녀를 잃는 경우에도 이와 똑같은 일이 생깁니다. 하지만 우리는 그들에게 진실을 알려줘야만 합니다. 그들이 불치병에 걸렸다는 이유만으로 그들에게 진실을 숨겨서는 안 됩니다. 누군가는 시간을 내서 그들에게 소식을 알린 다음, 그들 곁에 있으면서 그러한 엄청난 상실을 이겨낼 수 있도록 도와주어야 합니다.

한 사람이 사고로 죽고 그의 가족들이 그가 죽은 이후에 응급실에 도착한 경우에 이 가족들에게 어떻게 해야 할까요?

가장 중요한 것은 담당 의사가 유족들에게 그들 가족의 죽음을 알리는 것입니다. 이 임무는 간호사 등 다른 병원 관계자에게 위임해서는 안 됩니다. 간호사가 처리할 수 없는 일이기 때문이 아닙니다. 때때로 간호사는 이러한 일을 더 적절하게 처리하기도 합니다. 하지만 유족들에게 담당 의사가 자리에 있었고 죽음을 막기 위해 할 수 있는 모든 일을 다 했다는 사실을 알리는 것은 매우 중요합니다. 만약 의사가 보이지 않으면 유족들은 고인을 살릴 수 있는 상황에서 의사가 옆에 없었다고 생각할지도 모릅니다. 이러한 사망 통보는 전화로 해서는 안 되고, 복도나 응급실에서 해서도 안 됩니다. 응급실 가까운 곳에 있는, 작고 조용한 '통곡의 방'에서 하는 것이 좋습니다. 이곳에서 유족들은 차분히 앉아서 커피나 음료수를 들 수도 있을 것입니다. 이곳에서 담당 의사는 유족과 몇 분 동안 머무르면서 질문에 답해야 합니다. 그런 다음 담당 의사가 업무를 다시 시작해야 한다면 병원 관계자, 즉 성직자나 사회복지사, 간호사, 훈련받은 자원봉사자가 유족들이 정서적·신체적으로 병원을 떠날 준비가 될 때까지 유족과 함께 머물러야 합니다. 유족을 억지로 진정시켜서는 안 됩니다. 그 대신 울거나, 소리 지르거나, 기도하거나, 욕하거나, 자신이 선택한 어떤 방식으로든 감정을 표출하도록 허용해야 합니다. 이러한 가족들은 충격이나 분노의 상태에 있는 경우가 많습니다. 이는 수용되어야 합니다. 때로 자원봉사자가 유족을 집에 데려다줘야 할 때도 있습니다. 유족이 사망 통보를 받은 순간에 유족과 '통곡의 방'에 함께 있었던 병원 관계자는 유족에게 4주 후에 전화를 걸어서 만약 그들이 사고에 대해 한 번 더 이야기하고 싶어 한다면 그들을 병원에 오라고 초대할 수 있습니다. 대개 유족은 이러한 대화 시간을 진심으로 환영합니다. 이때에 유족은 엄청난 충격을 받았던 순간에 감정적으로 준비가 되지 않아 묻지 못했던 질문들을 던질 것입니다. 많은 사람들은 이렇게 묻습니다. "그가 마지막 순간에 한 번 더 눈을 떴나요?", "그가 제 이름을 언급했나요?", "그가 병원에 도착했을 때 의식이 있었나요?" 이러한 질문들을 던지면서 유족은 죽음의 현실과 대면하게 됩니다. 많은 경우, 이러한 두 번째 만남 후에 유족은 슬픔과 애도의 과정을 겪기 시작합니다.

갑작스러운 죽음에 대해 어떻게 생각하십니까? 가족이 이를 받아들이도록 어떻게 도우십니까?

가족이 갑작스럽고 돌발적인 죽음에 직면한 경우, 그들이 고인의 시신을 보지 못하도록 막지 말아야 합니다. 자살한 환자들이나 사고로 죽은 사람들은 시신이 많이 훼손되어 있는 경우가 많기 때문에 병원 관계자들은 유족이 시신을 보는 것을 막을 때가 많습니다. 하지만 이는 살아 있는 사람들에게 많은 심리적 문제를 야기합니다. 간호사들이 시신을 괜찮은 수준으로 단장한 다음 가족이 식별 가능한 신체의 최소한 일부라도 볼 수 있도록 해야 합니다. 가족이 죽음이라는 현실과 대면할 수 있도록 말입니다. 만약 가족이 시신을 보는 것을 막는다면, 그들은 앞으로 몇 년 동안 부정의 단계에 머무르면서 죽음이라는 현실과 절대 대면하려 하지 않을지도 모릅니다.

갑작스럽고 참혹한 죽음을 경험한 가족을 어떻게 하면 가장 잘 도울 수 있을까요? 그 가족이 많은 죄책감과 심각한 방어 기제 때문에 죽음이라는 주제를 아예 피하는 경우에 말입니다.

충분한 시간을 들이고 인내심을 발휘한다면 이 가족이 죽음에 대해 이야기하도록 도울 수 있을 것입니다. 이러한 가족들 중 일부는 몇 개월, 때때로 몇 년 동안 부정의 단계에 머무르기도 합니다. 이러한 가족들에게는 그러한 죽음을 받아들이기 위해 전문가의 도움이 필요할지도 모릅니다.

한 아이가 작은 수술을 받기 위해 병원에 입원했고 아이와 부모 모두 준비를 잘 마쳤습니다. 그런데 예기치 않은 갑작스러운 죽음이 발생했습니다(마취, 과다 출혈 등의 문제 때문에). 누가 이 가족을 도울 수 있을까요? 수술 팀을 포함하여 모든 사람이 충격에 빠졌습니다. 의료진 또한 환자의 가족과 똑같이 준비가 안 되어 있고 이러한 일이 발생하리라고 예상치 못한 경우에 의료진은 어떻게 가족을 도울 수 있을까요?

의료진은 함께 모여 상황에 대해 논의하고 자신의 감정을 솔직하고 정직하게 이야기하는 시간을 가져야 합니다. 모두 함께 눈물을 터뜨린다고 해도 말입니다. 사망한 환자의 치료에 직접적으로 관여하지 않은 의료진이 환자와 가깝게 관계를 맺은 다른 의료진을 도울 수 있을 것입니다. 의료진은 자신의 감정을 감당하게 된 후에야 비로소 유족들이 이 위기에서 헤쳐 나오도록 도울 수 있을 것입니다.

갑작스러운 죽음이 발생한 경우 반드시 의무적으로 부검을 해야 합니까? 많은 가족들은 부검이 고인을 다시 한 번 모욕하는 일이라고 여깁니다(그들은 "그는 이미 충분히 고통을 겪었어요."라고 말합니다.). 그리고 부검을 막지 못할 경우 극도로 분노합니다. 그들을 어떻게 도울 수 있을까요?

그들에게 의료진이 최대한으로 조심하고 환자의 품위를 손상하지 않으면서 부검을 진행할 것이라고 설명해야 합니다. 수술 과정과 다르지 않다고 말입니다. 또한 부검에서 습득한 정보를 통해, 죽음의 원인을 밝힐 수 있을지도 모르고 현재의 의학 지식 안에서 할 수 있는 모든 일을 다 했는지에 대한 죄책감이나 의심을 완화할 수 있을지도 모릅니다.

이른바 유아 돌연사*로 인해 사망한 아기의 부모들을 어떻게 도울 수 있을까요?

가장 먼저 그들이 아이를 방치한 죄가 없다는 사실을 확인시켜줘야 합니다. 우리가 아직 유아 돌연사의 정확한 이유를 알지 못한다는 사실 또한 알려줘야 합니다. 그리고 그들에게 SID(the Sudden Infant Death National Foundation,

---

* 건강하던 유아가 잠자던 중에 갑자기 죽는 것.

유아돌연사 국립재단)에 대해 알려줘야 합니다. 이 단체는 똑같은 일을 겪은 부모들의 단체이므로 이 가족을 더 잘 도울 수 있을지도 모릅니다.

환자가 죽은 채로 응급실 앞의 경사로에 도착한 경우, 구급차의 운전사는 시신을 태운 채 바로 영안실로 가라는 지시를 받을 때가 많습니다. 의료진이 '신경 쓸' 필요가 없도록 말입니다. 가족들이 몇 분 후에 도착하는 경우 이들에게는 시신을 볼 기회가 없고 이들은 어떠한 도움도 받지 못한 채 방치됩니다. 간호사로서 저는 이러한 상황에 대해 매우 유감을 느끼고 이러한 상황을 피하려고 합니다. 이러한 상황을 좀 더 인간적인 방식으로 다룰 수 있는 방법이 있지 않을까요?

당신이 이러한 상황에 대해 유감을 느낀다는 이야기를 들으니 이러한 잔인한 관행이 점차 사라져가는 추세인 것 같아 마음이 놓입니다. 이러한 상황을 이러한 방식으로 처리하고 모든 관련 문제를 회피하는 것이 의료진 입장에서 '더 편할지는' 모르지만, 이는 분명히 유족들에게 많은 심적 고통, 비통함, 분개, 해소되지 않는 큰 슬픔을 남길 것입니다. 시신을 볼 수 있는 장소가 반드시 있어야 합니다. 이곳에서 유족들은 처음의 충격에서 회복할 수 있을 것입니다. 이곳에서는 전화기, 화장실, 커피를 이용할 수 있어야 하고 유족들이 서두르지 않고 조용하게 앉아 있을 수 있어야 합니다. 당신과 같은 사람들, 즉 공감 능력이 있는 사람들이 옆에 있어준다면, 유족에게 큰 도움이 될 것이고 인류애를 확인할 수 있을 것입니다. 유족이 시신을 찾아서 이리저리 헤매고 다니게 해서는 안 됩니다.

환자가 막 사망했을 때 가족들은 병실 안으로 들어오라는 요청을 받습니다. 가족들 중 일부는 고인에게 말을 걸거나 만지거나 심지어 키스를 하기도 합니다. 이것이 소름 끼친다고 생각하지 않으십니까?

아니요, 저는 이것이 소름 끼친다고 생각하지 않습니다. 오히려 저는 너무 절제하고, 차분하고, 무심하고, 침착해 보이는 사람들이 훨씬 더 걱정됩니다. 이들은 어떤 말을 하지도 눈물을 터뜨리지도 않습니다. 이들은 심지어 시신을 쳐다보는 것조차 두려워하고 잠시 후 조용히 병실을 떠납니다. 나중에 이들은 지연된 더 심각한 반응을 보일지도 모릅니다.

간혹 신체가 심하게 훼손된 환자가 응급실로 실려 왔다가 곧 사망하는 경우가 있습니다. 많은 의료진은 병원 원내 목사가 유족들을 위로하리라고 기대했다가 그가 그것을 불편해하면 그에게 몹시 화를 내고 그를 비판합니다. 간호사인 제가 그를 돕기 위해 어떤 일을 할 수 있을까요?

당신은 그에게 그 일이 얼마나 힘들지 이해한다고 말할 수 있습니다. 그는 신을 섬기는 사람이고 우리는 그가 모든 대답을 다 알고 있으리라고 기대합니다. 하지만 이것은 매우 부당한 일입니다. 우리는 성직자들에게도 역시 어려움이 있다는 사실을 이해해야만 합니다. 그들은 신이 우리를 사랑하시고 모든 일을 주관하신다는 것을 알고 있지만 그들 역시 그러한 비극이 일어나는 이유를 이해할 수 없을 때가 많습니다. 자기 역시 "왜?"라는 질문을 떨쳐버리지 못하면서 다른 사람을 안심시키고 위로하는 것은 매우 힘든 일입니다. 그에게 다음번에는 말없이 유족의 손을 잡아주는 방법을 사용해보라고 권하십시오. 이러한 방법이 어떠한 말보다 더 큰 위로가 될 수 있습니다. 그리고 당신도 말없이 그의 손을 잡아주십시오.

병원에 도착한 지 얼마 지나지 않아 사망하는 환자들은 정맥 주사나 심폐 소생술 같은 온갖 종류의 응급 구명 조치를 받습니다. 저는 유족이 병실로 들어오도록 허용되기 전에 모든 장비들을 정리하고 치워야 하는지가 궁금합니다. 때때로 저는 병실에 그러한 장비들을 남겨두는 것이 더 낫지 않나 하는 생각이 듭니다. 이러한 생각은 유족들과의 경험으로부터 나온 것입니다. 그들은 의료진에게 왜 어떠한 노력도 하지 않았느냐고 따집니다. 자신의 가족이 거의 사망한 상태로 병원에 도착했고 살아날 가망이 없었다는 것은 염두에 두지 않고 말입니다.

당신의 질문에 대한 제 첫 번째 반응은 이것입니다. 당신은 누구에게 당신이 가능한 모든 일을 다 했다는 사실을 증명하고자 합니까? 당신 자신에게입니까, 아니면 유족에게입니까? 저는 시신을 깨끗이 닦고, 훼손된 신체 부위들을 덮고, 병실을 환기하고, 팔에서 정맥 주사 바늘을 빼되, 장비들은 병실 안에 두는 것이 좋다고 생각합니다.

저는 사회복지사이고 최근 끔찍한 경험을 했습니다. 일가족이 사고를 당해서 엄마는 그 자리에서 죽었고 아빠는 혼수상태에 빠졌습니다. 그리고 아이들 중 한 명은 병원에 도착한 직후에 죽었습니다. 그리고 두 명의 학령기 어린이들은 신체 상태가 괜찮은 채로 병실에 남겨졌습니다. 아이들이 부모에 대해서 물었지만 저는 아이들의 조부모가 다른 도시에서 올 때까지 아이들에게 아무 말도 하지 말라는 지시를 받았습니다. 아이들이 저를 쳐다보는 눈빛을 보면 아이들이 사실을 알고 있다는 생각이 듭니다. 어떻게 해야 할까요?

> 아이들 옆에 앉아서 방금 아이들의 아빠를 만나고 왔다고 말하십시오. 아이들에게 아빠는 지금 그들을 보러 올 수 없고 대신 조부모가 오고 있는 중이라고 말해주세요. 아이들에게 물어보고 싶은 것이 있을 때 당신을 만날 수 있는 방법을 알려주세요. 만약 아이들이 엄마에 대해서 묻는다면 아이들에게 진실을 말해줘야 합니다.

때때로, 특히 심장 수술이 예정되어 있는 중환자들의 경우, 환자들은 자신이 수술대 위에서 혹은 수술 후에 죽을 것이라는 사실을 압니다. 이러한 현상의 원인은 무엇일까요? 어떻게 아는 걸까요?

> 수술을 받는 환자들이나 시한부 환자들뿐만 아니라, 비교적 증상이 심하게 나쁘지 않은 환자들 중 많은 환자들 또한 우리에게 자신의 죽음이 임박했다고 알려주곤 합니다. 그리고 대부분의 경우 이들의 말은 맞습니다. 우리는 이들이 어떠한 종류의 정신생리학적 신호를 감지하는지 정확히는 모릅니다. 그렇지만 환자들이 자신의 죽음이 임박했

다는 사실을 알아차렸고 그 사실을 공유할 누군가가 필요하다는 점은 알고 있습니다. 이들에게는 자신의 이야기를 비웃거나 무시하지 않고 이야기를 막지 않을 사람이 필요합니다.

심한 외상 때문에 죽은 환자들에게도 죽음의 5단계가 적용됩니까?

사고를 당하고 나서 1시간 후에 사망한 환자에게는 죽음의 5단계를 경험할 시간이 없습니다. 이러한 환자들 대부분은 충격과 부정의 단계 혹은 때때로 분노의 단계에서 사망합니다.

아기를 낳다가 혹은 그 직후에 아기를 잃은 여성을 정서적으로 어떻게 지원할 수 있을까요?

아이를 잃는 일은 받아들이기 가장 힘든 일 중 하나입니다. 그 여성의 옆에 있어주고, 돌봐주고, 공감을 보여주세요. 그리고 그녀가 외롭고 공허해할 때 최대한 그녀 곁에 있어주세요. 그러면 그녀는 고마움을 느낄 것입니다. 아이를 잃은 일을 대면하는 데는 많은 시간이 필요합니다.

갑자기 사망한 사람의 가족들을 정서적으로 어떻게 지원할 수 있을까요?

응급실로 실려 온 후 몇 분이나 몇 시간 안에 사망하는 환자는 대개 의료진에게 둘러싸입니다. 이들은 환자를 살리거나 환자의 생명을 연장하기 위해 최선을 다합니다. 환자의 가족들은 완전히 홀로 방치될 때가 많습니다. 누구도 이들에게 말을 걸 시간이 없습니다. 이들은 중상을 입은 가족이 사망하는 순간까지 곁에 가지 못할 때도 많습니다. 이들은 무감각, 충격, 혹은 부정의 단계에 있을 때가 많고, 사랑하는 사람이 아직 살아 있고 자신들의 존재를 의식할 수 있었을 마지막 몇 분을 빼앗겼다는 사실 때문에 분노의 단계에 있을 때도 많습니다. 이는 당연한 일입니다. 이러한 유족들을 도울 수 있는 방법은 이들을 '통곡의 방'으로 데려가서 이들이 울거나, 저주를 퍼붓거나, 기도하거나, 자신이 표출하고 싶은 모든 감정을 표출하도록 내버려두는 것입니다. 유족들에게 진정제를 투여하지 마십시오. 또한 급하게 서류에 서명하게 하고 가능한 한 빨리 병원 밖으로 내보내려고 하지 마십시오. 모든 응급실 근처에는 상담사, 심리치료사, 병원 원내 목사 혹은 훈련받은 자원봉사자가 유족들과 함께 머물 수 있는 방이 있어야 합니다. 유족들이 병원을 떠날 준비가 될 때까지 말입니다. 만약 유족들에게 한 달 후에 전화를 걸어 병원에 다시 와서 고인의 죽음에 대해 이야기를 하고 싶은지 의향을 물어보면 이들은 매우 고마워할 것입니다. 그리고 이들은 전체 상황을 다시 한 번 반복한 후 현실을 받아들일 것입니다. 그렇게 하고 나서야 비로소 유족들은 우리가 앞에서 설명했던 죽음의 5단계를 거치기 시작할 수 있습니다.

가족이 예기치 않게 갑자기 사고로 사망한 경우에 유족들은 만성 질환 환자가 있는 가족과 똑같이 애도의 과정을 겪습니까?

그렇습니다. 다만 협상의 단계가 없을 경우가 많고 애도 과정이 더 오랫동안 지속될 수 있습니다. 전혀 아무런 준비도 되어 있지 않았기 때문입니다.

행복하고 건강하게 살다가 중상이나 급성 질환 때문에 갑자기 죽음을 맞이하게 된 사람이나 가족을 어떻게 도울 수 있을까요? 이들에게도 죽음의 5단계를 위한 시간이 있나요?

갑작스러운 비극을 겪은 사람이나, 급성 질환이 발병하여 곧 죽게 된 사람들은 충격과 부정의 단계에 계속 머무를 때가 많습니다. 어떤 환자들은 분노의 단계로 바로 넘어가고 어떤 환자들은 충격, 부정, 협상, 분노, 우울이 혼합된 단계를 겪습니다. 하지만 입원한 지 2주 만에 사망한 어떤 환자가 죽음의 모든 단계들을 거친 후 수용의 단계에 도달한 경우도 있었습니다. 강조하건대, 우리의 목표는 사람들이 죽음의 5단계를 모두 거치고 수용의 단계에 도달하도록 돕는 것이 아닙니다. 죽음의 5단계는 대부분의 시한부 환자들에게서 발견된 공통분모일 뿐입니다. 1단계에서 5단계로 차근차근 이동하지 않는 환자들도 많으며, 이것은 환자들의 행복과 전혀 관계가 없습니다. 우리의 목표는 환자의 욕구를 끌어내고, 환자가 어떤 단계에 있는지 알아내고, 그런 다음 질환이나 사고와 죽음 사이에 시간이 얼마나 남았든 상관없이 어떤 형식과 방법으로 환자를 가장 잘 도울 수 있는지 알아내는 것입니다. 다시 말해, 만약 환자가 부정의 단계에 머무르면서 더 편안해한다면, 당연히 우리는 환자의 부정을 무너뜨리지 않아야 합니다. 그리고 환자가 수용의 단계에 있을 때와 똑같이 주의 깊고 세심하게 환자를 치료해야 합니다. 만약 누군가가 일생 동안 분노에 휩싸여 살았다면, 그는 분노의 단계에서 사망할 가능성이 높습니다. 성격과 생활 방식은 바꾸기 어렵기 때문입니다. 만약 우리가 그에게 진정제를 투여해서 그를 '착하고, 조용하고, 평온하게' 만든다면, 이는 환자의 욕구가 아닌 의료진의 욕구를 충족하기 위한 것입니다.

갑작스러운 죽음에 대처한 경험을 바탕으로 몇 가지 조언을 해주실 수 있을까요? 환자와 유족을 대할 때 어떠한 접근법이 가장 도움이 되나요?

일반적으로, 갑작스러운 죽음에는 제대로 잘 대처할 수 없습니다. 의료진은 유족이 응급실로 들어오면 그들에게 진정제를 투여하려 하고, 필요한 서류들에 가능한 한 빨리 서명을 하게 한 다음, 최대한 빨리 병원 밖으로 내보냅니다. 이러한 방법은 유족이 예기치 못한 갑작스러운 죽음이라는 현실과 대면하는 데 도움이 되지 않습니다. 이러한 방법은 유족이 무감각, 충격, 부정의 단계에 머무르게 만듭니다. 때로는 격노와 분노의 단계에 머무르게 합니다. 이 경우에 유족은 애꿎은 구급차 운전사나 응급실 담당 의사에게 분노를 터뜨립니다. 경험상, 응급실 근처에 조용한 방을 마련하는 방법이 가장 큰 도움이 됐습니다. 이곳에 훈련받은 자원봉사자나 병원 원내 목사, 간호사 등 병원 관계자가 머무르면서 이러한 가족들을 도울 수 있습니다. 이곳에서 유족은 울거나 질문을 던지거나 분노와 슬픔을 표출할 수 있습니다. 그러는 동안, 고인의 시신은 유족이 볼 수 있도록 가능한 한 가장 괜찮은 상태로 준비되어야만 합니다. 유족은 고인의 시신을 보아야 나중에 애도의 과정을 거치기가 한결 수월합니다. 갑작스러운 죽음에 반드시 뒤따라야만 하는 심리 상담은 처음 몇 주 동안은 그다지 큰 의미가 없습니다. 만약 비극이 일어난 동안 곁에 있었던 병원 관계자가 고인의 사망 이후 4주가 지난 후 유족에게 연락을 해서 병원에 와서 '그 일에 대해 다시 한 번 이야기하자고' 초대한다면, 그제야 비로소 유족은 충격과 부정의 상태에서는 미처 떠오르지 않았던 질문들을 던질 수 있을 것입니다. 가령, "그가 한 번 더 눈을 떴나요?", "그가 의식이 있었나요?", "그가 제 이름을 언급했나요?", "누군가가 그의 곁에 있으면서 손을 잡아줬나요?" 같은 질문들 말입니다. 갑작스러운 죽음이 발생한 이후 4주 후에 이러한 일을 하고 나면, 그때서야 유족은 애도 과정으로 넘어갈 수 있습니다. 이들의 애도 과정은 몇 개월에서 몇 년까지 지속될 수 있습니다.

생존율이 50%인 심장 절개 수술 같은 위험한 수술을 받기 직전에 있는 환자가 죽음에 대한 두려움을 느낄 때 이를 어떻게 완화할 수 있을까요? 또한 만약 환자가 수술을 받다가 사망한 경우, 환자에게 수술을 받으라고 용기를 북돋워준 가족들이 느끼는 죄책감을 어떻게 하면 덜어줄 수 있을까요?

환자가 수술, 특히 생존율이 50%밖에 되지 않는 심장 수술을 받아야 할 때는, 수술하기 이전에 환자에게 수술의 장단점을 알려주고 환자가 던지는 질문에 대답하는 시간을 충분히 가져야 합니다. 만약 환자가 수술에 대해 강렬하거나, 양가적이거나, 부정적인 감정들을 가지고 있다면 수술에 들어가기 이전에 이러한 감정들에 대해 이야기를 나누어야 합니다. 만약 가족이 환자가 수술을 받도록 밀어붙였는데 환자가 살아남지 못했다면 당연히 가족은 엄청난 죄책감을 느낄 것이고 이러한 죄책감을 완화하기 위해 나중에 상담을 받아야 할지도 모릅니다. 다시 한 번 강조하지만, 수술 이전에는 많은 시간을 들여 주의 깊은 준비 과정을 가져야만 합니다. 이는 환자뿐만 아니라 환자의 가족을 위해서 반드시 필요합니다. 수술 이후에 신체적·감정적으로 커다란 고통을 받지 않도록 하기 위해서 말입니다.

제5장

연명 의료

시한부 환자들은 투병 기간 동안 우리에게 많은 문제를 제기한다. 그리고 아마도 가장 어려운 문제는 투병 기간의 막바지에 제기될 것이다. 전혀 회복될 수 없는, 그리고 다시 일어설 가능성이나 제대로 기능할 가능성이 전혀 없는 시점이 찾아온다. 환자는 이 상태로 몇 주일 혹은 몇 달을 살아갈지도 모른다. 의료진이 더 적게 일하고 환자를 더 잘 도울 수 있는 시기는 과연 언제일까? 연명 의료 수단을 언제 제거해야 하는지 누가 결정해야 할까? 무엇이 통상적 수단이고 무엇이 예외적 수단인지 누가 결정해야 할까? 연명 의료가 의미가 없는 시점이 찾아왔다고 하더라도 우리에게 생명을 단축할 권리가 있는 것일까?

이러한 질문들은 죽어가는 환자를 돌보는 일과 관련된 워크숍과 세미나를 열 때마다 나오는 질문들이다. 에리히 프롬의 말을 인용해 말하자면 "나는 의학 윤리 같은 것은 없다고 생각한다. 구체적인 상황에 적용되는 보편적인 인간 윤리가 있을 뿐이라고 생각한다." 모든 어려운 상황에서 우리는 인도주의*적 양심을 길잡이로 삼아야 한다. 철학적 전통 혹은 종교적 전통을 참고로 하면서 말이다. 항상 '가장 먼저' 환자의 입장이 되어 보아야 한다. 그런 다음 환자 가족의 욕구와 의료진의 욕구를 고려해야 한다. 이모든 사람들이 마지막 결정에서 일정한 역할을 하기 때문이다.

또한 우리는 안락사(euthanasia)를 대신할 다른 용어를 찾아야 한다. 안락사가 '좋은 죽음(good death: 가령 환자의 임종 과정을 지나치게 연장하지 않는, 환자의 자연적인 죽음)'이라는 의미로도 사용되고, '자비로운 죽임(mercy killing)'이라는 의미로도 사용되기 때문이다. ** 후자는 '안락사'라는 용어의 본래 의미와는 아무 관계가 없다. 나는 이 둘 사이의 차이는 누군가에게 스스로의 자연적인 죽음을 맞이하도록 허용하는 것과, 누군가의 목숨을 빼앗는 것 사이의 차이라고 생각한다. 당연히 나는 전자에 찬성하고 후자에 반대한다.

하지만 실제 상황은 그렇게 간단하지 않다. 경계선상에 있는 사례들이 많이 존재하는데, 이 사례들에서 우리는 코의 삽입관

- 인간의 존엄성을 최고의 가치로 여기는 사상이나 태도.
- ●● 좋은 죽음과 자비로운 죽임: 안락사는 크게 '적극적 안락사'와 '소극적 안락사'로 나뉜다. 환자의 요청에 따라 고통을 받고 있는 환자에게 약제 등을 투입하여 인위적으로 죽음을 앞당기는 것을 '적극적 안락사', 환자나 가족의 요청에 따라 생명 유지에 필수적인 영양 공급이나 약물 투여 등을 중단함으로써 환자를 죽음에 이르게 하는 행위를 '소극적 안락사'라고 한다. 소극적 안락사를 존엄사와 동일시하는 견해도 있다. 이 책의 '자비로운 죽임'은 적극적 안락사, '좋은 죽음'은 소극적 안락사와 같은 의미이다. 이 책의 저자는 전자를 반대하고, 후자를 찬성한다.

이나 정맥 주사의 사용을 계속 유지해야 하는지, 우리가 환자의 고통을 몇 주나 몇 달 더 연장만 하고 있는 것은 아닌지 고민할 수밖에 없다. 이러한 환자들을 가장 잘 보살피는 병원은 아마도 시슬리 손더스*가 지휘하는, 런던에 있는 세인트 크리스토퍼 호스피스 병원일 것이다. 대부분 말기 암 환자들인, 그녀의 환자들은 진통제를 적절하게 투여받으며 편안하게 지낸다. 이 호스피스 병원에서는 기계로 작동되는 어떠한 수단이나 기계 장치들을 사용하지 않는다. 또한 환자들에게 음식이나 문병객을 제한하지 않는다. 이 영국 호스피스 병원에서는, 미국에서 자주 제기되는 질문들이 제기되지 않는다. 이들은 모든 환자에게 '참된 의술'을 펼치기 때문이다. 이들은 환자들의 곁에 있으면서 사랑과 신뢰를 보이고 의학적·정서적으로 환자들을 훌륭하게 지원한다. 그 덕분에 환자는 자연적인 죽음을 맞이할 때까지 살 수 있다. 미국 매사추세츠 주의 폴 리버에 있는 로즈 호손 병원은 규모는 더 작지만 이 호스피스 병원과 유사하다.

왜 우리는 환자의 죽음이 매우 가까이 왔다는 사실을 알면서도 '끔찍한 식단과 치료'를 이용해서 환자들을 살아 있게 하려고 노력하는 것일까요?

우리는 매우 자주 '끔찍한 식단과 치료를 이용해 환자들

• 영국의 간호사이자 의사이며 사회사업가. 근대 호스피스 운동의 창시자로 1967년 런던 세인트 크리스토퍼 호스피스 병원을 설립했다.

을 살아 있게' 합니다. 그렇게 하는 이유는 그러한 치료 덕분에 환자의 병에 차도가 생기고 환자가 몇 개월이나 몇 년 더 정상적인 삶을 살아갈 수 있기를 희망하기 때문입니다. 만약 어떤 환자가 온몸에 암세포가 퍼졌고 우리가 새로 알게 된 화학 요법이 있다면, 우리는 환자를 좀 더 편안해지게 하기 위해서, 그리고 환자의 죽음을 연기하기 위해서 이 새로운 치료법을 사용하고 싶은 유혹을 느낄지도 모릅니다. 또한 그 화학 요법이 특정한 암에 효과가 있는지 알아보기 위해 그것을 사용할 수도 있습니다. 만약 효과가 있다면 우리는 나중에 암의 초기에 있는 다른 환자들에게 그것을 사용할 수도 있습니다. 치료법의 부작용과 추가된 행동 제약 때문에 환자가 본래의 질병보다 더 힘들고 고통스러워지는지 아닌지 말하기란 쉽지가 않습니다. 이러한 치료법들이 정말로 환자의 편익을 위해서 사용되는지, 아니면 의료진의 욕구 때문에 그리고 의료진이 환자의 죽음을 받아들일 수 없기 때문에 사용되는지 의심스러울 때도 있습니다.

안락사에 대해 어떻게 생각하십니까?

저는 어떠한 종류의 '자비로운 죽임'에도 전적으로 반대합니다. 그렇지만 인위적으로 임종 과정을 연장하지 않고 환자가 자신의 자연적인 죽음을 맞이하도록 허용하는 일에는 찬성합니다.

운명이나 신의 뜻에 의해 죽게 되어 있는 사람들을 살아 있게 할 권리가 인류에게 있을까요?

저는 환자들이 더는 인간으로 기능하지 못할 때 그들을 인위적으로 살아 있게 해야 한다고 생각하지 않습니다. 하지만 환자들이 인간으로 기능하며 살아 있게 하는 것은 모든 의사의 의무라고 생각합니다. 아마도 신이 의사들에게 이러한 일을 할 수 있도록 지혜와 지식을 부여한 것일지도 모릅니다. 그렇지만 저는 기계 장치에만 의존해서 인체 장기 체계 이상의 의미를 가지지 못하는 환자들을 살아 있게 하는 것에 대해서는 매우 반대하는 입장입니다.

박사님의 눈앞에서 환자가 죽어가는 경우는 어떻습니까? 박사님은 언제 소생술을 시도하십니까?

어느 정도의 기능을 하며 의미 있는 삶을 살 가능성이 조금이라도 있고, 최소한 인간의 감정 표현을 주고받을 능력이 있다면, 모든 수단을 다해서 환자를 소생시켜야 한다고 생각합니다. 하지만 암세포가 온몸에 퍼진 환자가 죽어간다면 저는 그를 소생시키지 않을 것입니다.

연명 장치를 언제 끌 것인지 결정하는 것은 환자의 권리입니까?

그렇습니다. 자신에게 의미가 없을 뿐만 아니라 매우 비용이 많이 드는 연명 장치를 더는 유지하고 싶지 않다는 결정을 하는 것은 환자의 특권입니다.

미국에서 안락사는 합법입니까?

미국에 안락사를 합법화하는 법규는 아직 없습니다.[*] 하지만 그쪽 방향으로 흘러가는 추세입니다. '안락사'에는 두 가지 의미가 있습니다. 하나는 과거에 사용된 의미로 '좋은 죽음(good death)'이라는 의미이고, 다른 하나는 현재 사용되고 있는 의미로 '자비로운 죽임(mercy killing)'이라는 의미입니다. 이 두 가지 의미를 차별화할 필요가 있습니다. 저는 임종 과정을 과도하게 연장하거나 고통을 길게 하지 않고 환자들이 자신의 자연적인 죽음을 맞이하도록 허용하는 것에는 찬성합니다. 하지만 저는 '환자의 고통을 없애주기 위해서' 환자에게 진통제를 과잉 투여하는 것에 대해서는 찬성하지 않습니다.

전직 대통령인 트루먼 대통령[**]의 죽음에 관련해서 질문하겠습니다. 박사님은 이러한 공인들이 일반 국민들의 소유이고 그렇기 때문에 (자신의 개인적 뜻과는 맞지 않게) 그들의 생명을 연장해야 한다는 국민들의 감정에 대해 어떻게 생각하십니까? 살아 있는 것이 국민에 대한 '의무'이기 때문에 말입니다.

이처럼 노출된 위치에 있는 사람들은 더 오래 고통에 시달

- 미국은 1994년 오리건을 시작으로 워싱턴, 몬태나, 버몬트에 이어 2016년 캘리포니아까지 5개 주에서 적극적인 안락사를 허용하고 있다. 40개 주에서는 인공호흡기 제거 등의 소극적 안락사를 허용하고 있다.
- ** 미국 제 33대 대통령. 1972년 다발성 장기부전으로 사망하였다.

려야 하는 경우가 많다는 사실은 매우 비극입니다. 트루먼 대통령과 엘리너 루스벨트* 여사가 고통에 시달려야 했던 정도까지 임종 과정을 연장하는 것은 비인간적이고 용납할 수 없는 일이라고 생각합니다. 의사들은 분명 옳다고 믿고 그렇게 했겠지만 저는 그것이 환자를 위하는 일은 아니라고 생각합니다.

환자가 위독하거나 회복할 가능성이 매우 희박할 때 병원에서 기계 장치를 이용해 환자를 살아 있게 하는 것에 대해서 어떻게 생각하십니까?

회복할 가능성이 조금이라도 있는 모든 환자는 이용 가능한 모든 기술적 도움을 받아야 한다고 생각합니다. 의학적 도움을 받을 수 있는 수준을 넘어섰고 오직 기계들로만 신체 장기들이 기능을 유지하고 있는 환자들은 이런 종류의 관리를 받아도 도움이 안 된다고 생각합니다. 그렇기 때문에 우리는 언제 연명 의료를 그만할 것인지를 판단할 수 있는 용기를 가져야만 합니다.

만약 환자가 연명 의료를 위한 예외적인 수단을 사용할지 말지 결정할 수 없다면, 결정할 책임이 누구에게 있습니까? 가족들이 의견의 일치를 보지 못한다면 어떻게 해야 합니까?

---

* 미국의 정치가이자 사회운동가. 미국의 32대 대통령인 프랭클린 루스벨트의 부인. 1962년 뉴욕에서 결핵으로 사망하였다.

환자는 항상 가장 우선으로 발언권을 가져야 합니다. 만약 환자가 혼수상태에 빠져 있거나 법정 연령(성년)에 도달하지 않았다면, 일반적으로 가족의 의견이 그다음으로 고려됩니다. 만약 가족들이 의견의 일치를 보지 못한다면(그리고 환자가 어린 경우, 부모에게 그러한 끔찍한 결정을 내리도록 요청하지 말아야 합니다.), 치료 팀이 회의를 해서 그룹으로 결정을 내려야 합니다. 이상적인 치료 팀에는 환자를 치료하는 의사, 이 사례에 관여해온 전문가, 성직자, 간호사들, 사회복지사, 자문 정신과 의사 등이 포함됩니다. 이 팀은 죽어가는 환자의 욕구뿐만 아니라 환자 가족의 욕구도 이해해야 합니다. 아동 환자의 경우, 우리는 서로에게 만약 아동 환자가 자신의 아이였어도 치료를 계속할 것인지를 서로에게 묻습니다. 만약 예외적인 연명 의료 수단의 사용을 반대하는 의견이 만장일치로 채택되면, 치료 팀은 이 결정을 환자 가족에게 전달합니다. 이때, 치료 팀은 환자 가족에게 의견을 구하지 않고 단지 최종 결론을 전달합니다. 그리고 치료 팀이 다르게 결정하도록 만들려면 가족 측의 강한 거부가 필요할 것이라고 덧붙입니다. 이렇게 하면 가령 아동 환자가 사망할 경우에 가족들은 슬픔에 더해 죄책감까지 느끼지 않을 수 있습니다. '만약 우리가 또 다른 치료를 더 했다면 수지는 여전히 살아 있을 텐데.'라는 생각도 하지 않을 수 있습니다. 가족들은 고통과 분노의 단계에 있을 때, 아이의 죽음에 대한 책임을 치료 팀에게 돌릴 수 있게 됩니다. 혼수상태인 환자들의 경우, 가족들이 의견의 일치를 보지 못할 때, 우리는 전문가 팀뿐만 아니라 환자 가족들도 포함한 그룹으로 결정을 내리려고 노력합니다.

오로지 인위적인 수단만으로 생명을 연장해서, 환자들에게 죽음을 허용하지 않는 의사들에 대해 어떻게 생각하십니까?

이들은 환자들을 고치고, 치료하고, 환자의 생명을 연장하도록 훈련받았을 뿐, 시한부 환자들을 위해 어떻게 해야 하는지에 대해서 어떠한 교육도 받은 적이 없습니다. 이들은 죽어가는 환자들을 자신의 '실패작'으로 여기게끔 훈련을 받았습니다. 대개 이들은 죽음에 대한 두려움을 해소하지 못했고 '환자가 자신의 눈앞에서 죽을 때' 불편함을 느낍니다. 이러한 의사들로 하여금 이러한 연명 절차는 환자를 돕는 것도 아니고, 이것으로는 의사 자신의 내적 갈등을 해결할 수도 없다는 사실을 이해하게끔 하기 위해서는 많은 인내와 이해심, 그리고 의사소통이 필요합니다.

어떤 사람이 자신이 곧 죽을 것이라는 사실과 자신이 더는 자신의 신체 질환을 정신적으로 극복할 수 없다는 사실을 인정하는 시점에 도달했을 때, 그에게 죽음을 허용해야 할까요? 단지 그를 살아 있게 하기 위해 그의 생명을 유지하지 말아야 할까요? 그의 바람은 죽음을 허용받고 싶다는 것입니다. 위독해졌을 때 자신이 어떻게 행동할지에 대한 두려움 그리고 품위를 잃

을지도 모른다는 두려움은 어떻게 극복해야 할까요? 또한 자신이 다른 모든 사람에게 짐이 될지도 모른다는 두려움은 어떻게 극복해야 할까요?

수용의 단계에 도달한 많은 환자들은 죽음을 허용받고 싶다는 바람을 표현합니다. 그리고 마지막 순간이 올 때까지 평정과 품위를 유지합니다. 만약 자신의 욕구가 존중받고 진정으로 사랑받는다면, 환자는 자신이 다른 모든 사람에게 짐이 될지도 모른다는 두려움을 느끼지 않을 것입니다.

박사님의 친구가 치명적인 뇌졸중에 대한 두려움 속에서 살고 있다고 가정해보십시오. 그가 자신이 신체적·정신적으로 무력해져서 스스로 목숨을 끊을 수가 없을 때 자신을 자비롭게 절망에서 꺼내주겠다고 약속하지 않으면 불안해서 옴짝달싹도 못하겠다고 말한다면 어떻게 대응하시겠습니까?

저는 그를 절망에서 꺼내주겠다고 약속하지 않을 것입니다. 그렇게 할 수 없기 때문입니다. 그가 모든 제약에도 불구하고 자연적인 죽음을 맞이할 때까지 살아가도록 도울 것이라는 점만 약속할 수 있습니다.

자신이 살아 있는 것을 부끄러워하는 사람들을 어떻게 도와야 할까요? 이들은 자신이 어떤 면에서 남들과 다르다는 이유로 자신이 살아 있을 자격이 없다고 생각합니다. 또한 인구 과잉 문제의 관점에서 봤을 때, 우리 인간은 아픈 사람들에게 의료를 거부함으로써 그들에게 죽음을 허용할 권리를 가지고 있을까요?

저는 장애가 있거나 어떤 면에서 남들과 다르다는 이유로 살아 있는 것을 부끄러워하는 사람들에게는 전문가의 도움이 필요하다고 생각합니다. 이 세상에는 충분한 공간이 있습니다. 세상 사람들은 남들과 다른 점이 무엇이든 상관없이 그 사람들을 수용하는 사랑을 베풀어야만 합니다. 인구 과잉 문제는 의료를 거부하는 일이나 다른 어떤 수단들을 이용해 사람들이 죽도록 돕는 일을 뒷받침하는 근거가 결코 될 수 없습니다. 만약 그렇게 한다면 머지않아 결국 또 다른 나치 사회가 도래하고 말 것입니다.

환자의 가족은 환자의 생명을 연장하기를 원하는 반면 환자는 죽음을 용인받기를 원하는 경우, 어떻게 대처하십니까?

이런 일은 정말, 정말 자주 일어납니다. 환자는 수용의 단계에 도달했지만 환자의 가족은 죽음의 5단계에서 아직 환자보다 뒤처져 있는 상태입니다. 아마 환자의 가족은 부정, 분노, 혹은 협상의 단계에 있을 것입니다. 이런 경우, 모든 시간과 노력을 다 쏟아부어서 환자의 가족들이 자신들의 미처 끝내지 못한 과업을 완수할 수 있도록 도와야 합니다. 그들이 환자의 죽음을 용인할 수 있도록, 즉 환자가 '삶을 놓는 것'을 용인할 수 있도록 말입니다.

환자가 이미 의식을 잃고 혼수상태에 빠졌을 때 정맥 주사로 영양을 공급하여 죽음을 연장하는 방법에 대해 어떻게 생각하십니까?

저는 환자에게 많은 것이 달려 있다고 생각합니다. 의식을 잃고 혼수상태에 있으면서 정맥 주사로 영양을 공급받았던 많은 환자들이 지금은 걸어 다니고, 건강하고, 행복하고, 인간으로 기능하는 모습을 많이 봤습니다. 만약 환자가 오랫동안 의식 없이 깊은 혼수상태에 빠져 있다면 환자의 뇌파를 반복적으로 체크해서 그가 아직 정말로 살아 있는 것인지, 아니면 기계 장치에 의해 '살아 있게' 유지되고 있는 것인지 알아봐야 합니다. 후자의 경우라면 저는 당연히 정맥 주사로 영양을 공급하는 일을 중단할 것입니다.

박사님은 환자가 어디에서 죽을지를 결정하는 일을 탁구 경기에 비유하셨습니다. 환자가 원하는 집이어야 할지, 아니면 정맥 주사와 여러 수단들로 생명이 연장되는 병원이어야 할지 말이지요. 의료 전문가인 우리는 식물인간 상태인 환자의 생명을 연장해야 할까요? 그를 죽게 하는 것이 자비롭지 않을까요? 트루먼 대통령의 사례는 이러한 문제를 잘 보여주는 사례입니다.

그렇습니다. 저는 우리들 대부분이 아직 양가감정을 너무 많이 가지고 있다고 생각합니다. 환자가 어디에서 죽는 것이 좋을지에 대해서뿐만 아니라, 대하기 어려운 환자들을 어디에 있게 할지에 대해서도 말입니다. 일단 우리는 환자에게 집에 돌아가는 것이 더 좋은지 아니면 병원에 머무는 것이 더 좋은지를 물어봐야 합니다. 병원은 집에서보다 환자를 간호하기가 더 수월합니다. 아직까지는 방문 간호사들, 왕진 의사들, 야간 간호를 책임질 사람들이 부족하기 때문에 특히 그렇습니다. 만약 환자의 가족이 충분한 도움을 받을 수 있다면, 저는 대부분의 환자들은 집에서 죽기를 선호할 것이라고 생각합니다. 그리고 저는 환자들의 이러한 바람을 실현시키기 위해 인간의 능력 안에서 할 수 있는 모든 일을 다 할 것입니다.

박사님은 환자들에게 그들이 죽고 싶은 때를 결정하게 하십니까, 아니면 약물을 계속 투여하면서 마지막 순간이 올 때까지 그들을 도우십니까?

저는 환자들이 편안함을 유지하기에 알맞은 양만큼의 약물만 그들에게 투여합니다. 저는 환자들이 사망할 때까지 그들을 돕습니다. 하지만 환자들이 더는 투석이나 수술을 받기를 거부할 때면 그들의 바람을 충분히 이해하고 존중합니다. 이러한 수단들이 그들의 삶을 몇 주 혹은 몇 달 연장할 수 있을지라도 말입니다.

요양원에서 죽어가는 노인 암 환자가 집에 가고 싶은 갈망에 사로잡혀 있습니다. 이분에게 어떤 말을 해줄 수 있을까요? 상황을 확인해본 결과 그녀가 집에 머무르는 것은 불가능합니다.

환자에게 솔직하게 터놓고 말하고 그녀가 집에 가는 것이 불가능한 이유를 설명해줘야 한다고 생각합니다. 이는 그녀가 대면해야만 하는 현실입니다. 만약 가족이 제시한 이유가 미심쩍다면, 당신은 그녀의 가족이 두려움이나 불안을 극복하도록 도울 수 있을지도 모릅니다. 방문 간호사와 같은 작은 도움을 주는 것만으로도, 어머니를 집으로 모시고 가서 어머니가 집에서 돌아가실 수 있도록 가족들을 설득할 수 있을지도 모릅니다. 그들에게는 의료진의 충분한 도움이 필요하고, 곤경에 처했을 때 부를 수 있는 사람 또한 필요합니다.

많은 환자들은 집에서 죽기를 원합니다. 혹은 재정 상황과 병원 입원 정책 때문에 거의 그렇게 할 수밖에 없기도 합니다. 환자의 가족 또한 이를 원할지도 모릅니다. 의료 서비스 전문가들이 이러한 환자들과 가족들을 어떻게 도울 수 있는지에 대해 알려주시겠습니까? 혹은 어떻게 하면 결정을 내리게 도울 수 있는지에 대해서도 말입니다.

저는 환자들이 자신의 집에서 임종할 수 있도록 허용하는 것에 적극 찬성합니다. 특별히 경제적 이유 때문에 그러는 것이 아닙니다. 대개 환자들은 제한된 방문만 허락하는 병원에서 인위적으로 연장된 삶을 살기보다는 친숙한 환경에서 죽기를 원합니다. 만약 의료진이 환자 가족들에게 집에서 마지막 며칠이나 몇 주를 보내는 방법의 장점을 알려준다면, 많은 가족들은 이 방법의 가능성이나 타당성에 대해 검토해볼 것입니다. 우리는 더 많은 가정봉사원*들을 훈련해야만 합니다. 그리고 방문 간호사들과 왕진하는 의사들을 더 많이 늘린다면 많은 환자들이 이 방법을 이용

---

* 거동이 불편한 환자를 돕기 위해 가정에 파견되는 사람. 식사, 세탁, 청소, 통원 조력 그리고 일상생활과 신상에 관한 상담·조언 등을 한다.

할 수 있을 것입니다.

한 환자가 의학의 도움을 받을 수 있는 상태를 넘어섰고 집에 가서 죽기를 원합니다. 이 상황은 '안락사'와 같지 않습니까?

'안락사'를 '좋은 죽음'으로 해석할 때만 같습니다. '자비로운 죽임'은 아닙니다. 이 상황은 환자가 친숙한 환경에서 평온하고 품위 있게 죽을 수 있도록 허용하는 것이고, 저는 이러한 일이 가능하도록 일조할 때마다 자랑스럽습니다.

박사님은 우리가 기계 장치를 이용하여 환자의 생명을 연장하는 대신, 환자가 품위 있게 죽도록 허용하는 날이 오리라고 생각하십니까?

이러한 예외적인 수단들과 연명 절차들에 대한 우리의 염려에도 불구하고, 세계 인구의 대다수는 여전히 기계 장치의 도움 없이 사망하고 있습니다. 앞으로도 계속 그러하기를 바랍니다.

안락사에 관한 입법안이 계류 중인 사실과 관련하여 박사님은 어떻게 생각하십니까?

저는 이와 같은 문제들에 관해 우리가 법을 만들어야 한다는 사실이 슬픕니다. 저는 우리가 인간의 판단력을 이용하고 죽음에 대한 자신의 두려움과 대면하는 것이 좋다고 생각합니다. 그렇게 하면 우리는 환자들의 욕구를 존중할 수 있고 그들의 말에 귀를 기울일 수 있을 것입니다. 또한 이러한 문제가 생기지 않을 것입니다.

'눈부신 미래'를 앞두고 있는 젊고 총명한 청년이 갑자기 사지 마비 환자가 됐습니다. 이 청년에게 두뇌만 기능하는 채로 계속 살아갈 것인지 말 것인지 결정할 수 있는 선택권이 있을까요, 혹은 이 청년에게 품위 있는 죽음을 선택하도록 허용해야 할까요? (이것은 모든 구명 수단과 약의 사용을 중단하는 것을 의미합니다.)

이러한 곤경에 처한 청년이라면 누구나 자신이 받을 수 있는 모든 도움의 손길을 필요로 할 것입니다. 완전한 인간으로 기능할 수 있는 방법과 수단을 알려주는 도움의 손길 말입니다. 만성 질환자 병원과 재향 군인 병원에는 사지 마비 환자들이 많이 있습니다. 이러한 환자들을 방문하고 이들이 무엇을 할 수 있는지 관찰한다면, 이들이 자신의 삶에서 의미를 찾고 생산적으로 활동하는 모습을 보고 깜짝 놀랄 것입니다. 아직 두뇌가 기능하는 한, 그리고 아직 사고를 하고 눈과 귀를 이용하고 의사소통을 할 수 있는 한, 이들은 삶이 여전히 의미 있고 아름답다는 사실을 알려주는 모든 도움을 받아야만 합니다. 저라면 이러한 환자들을 비슷한 위기를 겪었지만 인간으로 기능하는 방법과 수단을 발견한 환자들에게 데려가겠습니다. 우리는 환자의 두뇌가 기능하는 한, 구명 수단들의 사용을 중단해서는 안 됩니다. 제 개인적인 생각은 이렇습니다.

얼마나 오랫동안 '지원 시스템'을 유지할지를 누가 결정해야 할까요? 환자, 가족, 담당 의사, 혹은 사회 중에서 말입니다. 각 사례별로 개별화해야 할까요, 아니면 타당한 일반 기준이 있나요? 가족의 욕구, 환자의 삶의 질, 혹은 비용 등 어떤 요소들을 고려해야 할까요?

> 환자가 자신의 욕구를 표현할 수 있는 한 지원 시스템을 유지해야만 한다고 생각합니다. 환자가 여전히 기능하고 있는 한 인간이기 때문입니다. 만약 환자가 기능하지 못하고 의사소통을 하지 못한다면, 환자의 가족과 담당 의사, 그리고 학제간 팀이 모여서 공동 결정을 내려야만 합니다. 물론 각 사례는 개별적으로 논의되어야 합니다. 헨리 비처 (Henry Beecher) 내과 의사가 「하버드 리포트 (Harvard Report)」에서 개략적으로 서술한 '죽음의 정의'*를 제외하고는, 타당한 일반 기준은 없다고 생각합니다.

환자에게 죽음을 허용하지 않고 의약품을 이용하여 그들이 살아 있게 하는 것은 신처럼 행동하는 것이 아닐까요?

> 예전이라면 소아마비로 사망했을 아이가 이제는 소아마비 예방 주사를 맞음으로써 살아 있을 수 있습니다. 예전이라면 폐렴으로 사망했을 노인이 이제는 항생제 덕분에 살아 있을 수 있습니다. 이것이 신처럼 행동하는 것인가요?

---

* 1968년 8월 하버드 의과대학의 특별위원회는 뇌사를 죽음으로 인정한다고 했다. 즉, 심장이 멈추지 않았어도 뇌의 기능이 정지되면 사망했다는 진단을 내려야 한다고 했다.

의료진에게 진지하게 안락사를 요청하는 환자에게 어떻게 대처하십니까?

먼저 그가 자신의 현재 상태를 더는 견딜 수 없어 하는 이유를 알아내야만 합니다. 그는 고통이 너무 큰 나머지 그것을 견딜 수 없는지도 모릅니다. 만약 그렇다면 그의 진통제 투여량을 늘려야 합니다. 만약 그가 자신의 가족에게 버림받았다면, 저는 그의 가족과 접촉할 수 있는지 알아보겠습니다. 만약 그가 자기 삶을 항상 통제해야 할 필요성을 느끼는 사람이고 자신의 죽음에 대해 전혀 통제할 수 없다는 사실을 견딜 수 없어 한다면, 저는 그가 특정한 절차들을 통제할 수 있도록 돕겠습니다. 가령, 그는 목욕하는 시간이나 하루의 문병객 수 같은 것들을 선택할 수 있습니다. 그렇게 하면 그는 자신이 아직 많은 것들을 통제하고 있다고 느낄 수 있습니다. 만약 그가 병원에서 퇴원하겠다고 스스로 사인을 하고 약물 치료를 거부한다면, 그에게는 그렇게 할 수 있는 권리가 있다고 생각합니다. 만약 그가 정신 질환에 걸렸다면 당연히 저는 정신의학과에 진찰을 요청할 것입니다. 그리고 우리가 그를 더나은 정서적 상태가 되도록 도와서 그가 자신의 진짜 바람에 부합되는 이성적인 결정을 내리게 할 수 있는지 알아보겠습니다.

환자가 수용의 단계에 도달했고 환자의 가족 또한 환자의 죽음을 수용했다면, 환자를 '살아 있게' 유지하는 기계 장치를 제거하는 것이 좋지 않을까

요? 그럼에도 불구하고 만약 병원 측이 연명 의료를 하기 원한다면, 환자가 품위 있게 죽을 수 있도록 하기 위해 환자의 가족은 어떻게 할 수 있을까요?

환자의 가족은 상담을 요청할 수 있습니다. 또한 그들은 환자를 다른 시설로 옮기거나 환자를 집으로 퇴원시킬 수 있습니다. 항상 성공적인 방법은 아니지만 아마도 가장 간단한 방법은 담당 의사에게 솔직하게 이야기한 다음 그가 환자와 환자의 가족이 내린 결정을 수용할 수 있는지 알아보는 방법입니다.

저는 난치병과 관련한 안락사에 찬성하지 않습니다. 하지만 어느 시점에서 의사들은 구명 수단과 약물 치료에 의한 연명 의료를 중단해야 할까요? 남겨지는 가족이 짊어질 수밖에 없는 경제적 부담을 생각하지 않을 수 없습니다. 때때로 그것은 헤어날 수 없을 지경이지요.

우리는 몇몇 일반적인 규칙들을 발견했습니다. 우리는 자주 이 규칙들을 가이드라인으로 이용하여 이러한 결정을 내립니다. 환자가 수용의 단계에 도달했고 환자의 가족 또한 평온한 상태일 때, 이러한 환자는 모든 연명 의료 절차를 중단해달라고 요청할 때가 많습니다. 대부분의 상황에서 우리는 이러한 요청을 존중하는 편입니다. 환자가 병이 낫거나 차도를 보일 가능성이 전혀 없다는 사실이 확실할 경우 특히 그렇습니다. 당연히 이는 우리가 필수적인 수분 공급을 중단하거나 환자에게 필수적인 간호 서비스나 진통제를 제공하지 않는다는 사실을 의미하지는 않습니다. 환자가 이를 원한다고 해도 말입니다. 또한 이러한 경우에 우리는 환자를 집으로 옮길 수 있는 가능성에 대해 환자의 가족들과 의논합니다. 환자가 친숙한 환경에서 죽을 수 있도록 하기 위해서입니다. 환자의 가족에게 주사를 놓는 방법을 가르치고, 방문간호사협회에 통보하고, 의사들이 정기적으로 왕진하면, 대부분의 가족들은 이러한 환자들을 상당히 잘 간호합니다.

제6장

죽어가는
환자를
가장 잘
보살필 수
있는 곳

암으로 죽어가고 있는 한 환자의 아내는 남편이 병원에서 죽기를 원합니다. 두 아이들이 '아빠의 죽음을 대면하지 않아도 되도록' 말입니다. 환자는 절대 병원에 다시 돌아가고 싶지 않다는 의사를 분명히 밝혔습니다. 어떻게 하면 환자의 아내가 생각을 바꾸도록 설득할 수 있을까요? 심지어 그녀는 남편의 암 진단이나 임박한 죽음에 대해서조차 아이들에게 알리지 않으려 합니다.

아이들이 몇 살인지는 모르겠지만, 저는 환자들이 집에서 죽는 것이 허용되어야 하고 아이들이 이 마지막 몇 주나 며칠 동안 아빠와 함께 보내야 한다고 굳게 믿습니다. 또한 당신은 이 여성에게 분노하지 말아야 합니다. 그녀는 남편의 임박한 죽음에 아직 준비가 되지 않은 것이 분명합니다. 만약 당신이 진심으로 그녀를 보살피고 그녀와 함께 시간을 보내면, 그녀는 '자신과 아이들을 버리고 떠나는 남편'으로 인한 고통을 표현할 것입니다. 그러면 당신은 그녀가 현실을 대면하도록 도울 수 있을지도 모릅니다. 또한 방문 간호사의 방문이나 담당 의사의 정기적 왕진 같은 추가적인 도움을 이용하여, 그녀로 하여금 남편이 집에서 임종하는 것을 돕도록 그녀를 설득할 수 있을지도 모릅니다.

죽어가는 환자들에게 자기 자신과 가족들을 위해 집에서 가족들과 머물도록 권유하는 것이 좋습니까? 욕구가 충분히 충족될 수 있도록 말입니다.

그렇습니다. 만약 가족들이 환자를 집에 데려오는 것에 동의하고 언제라도 충분한 도움을 받을 수 있다면 그렇게 하는 것이 좋습니다. 대부분의 환자들은 집에 머무르는 것을 선호하고 저도 늘 그렇게 하라고 권장합니다.

시한부 환자들은 시설에 있을 때보다 집에서 가족들에게 둘러싸여 있을 때 임박한 죽음에 더 잘 적응할 수 있을까요?

대부분의 환자들은 집에서 죽는 것을 선호합니다. 하지만 병원에서 죽는 것을 선호하는 일부 환자들도 있습니다. 가령, 아이들을 '최후의 고비'에 노출시키고 싶지 않은 엄마들이나 외롭게 살아오고 가족 관계가 좋지 않은 사람들은 시설에서 죽는 것을 선호하기도 합니다. 우리는 각각의 사례를 개별적으로 검토해야 합니다. 만약 환자가 시설에서 죽는 것을 더 선호한다면 퇴원을 요구하지 말아야 합니다. 그렇지만 대다수의 환자들은 집에서 죽는 것을 더 선호하고 우리는 가능한 모든 노력을 다하여 환자의 바람이 이뤄지도록 돕습니다.

죽어가는 환자들을 분리해야 합니까? 다시 말해 죽어가는 환자들을 위해 특별한 호스피스 병원이나 병동을 마련해야 합니까?

죽어가는 환자들을 같은 병동에 모아놓아야 하는지, 아니면 회복할 수 있는 다른 환자들과 섞어놓아야 하는지는 크게 중요하지 않습니다. 의료진이 이러한 환자들에 대해 어떻게 느끼는지가 훨씬 더 중요합니다. 환자가 있을 장소보다 전반적인 분위기가 더 중요합니다. 우리는 중환자들을 위한 특별 병동을 만들었고 특히 '호스피스'라는 아이디어는 매우 큰 도움이 됐습니다. 하지만 환자들을 분리해서 크게 도움이 된 것이 아니었습니다. 죽어가는 환자들을 앞에 두고도 불편해하지 않는 의료진을 주의해서 선발할 수 있기 때문이었습니다. 그 덕분에 특별 병동은 사랑, 수용, 돌봄, 희망이 있는 환경이 될 수 있었습니다. 또한 결국 이 의료진은 환자들을 신체적·정서적으로뿐만 아니라 영적으로 편안하게 할 수 있는 임종 간호의 전문가가 되었습니다.

모든 환자들은 죽음의 순간에 특정한 종류의 환경을 원합니까? 가족들도 그렇습니까?

모든 환자들에게 의식이 있는 것은 아닙니다. 모든 환자들이 죽음의 순간에 자신의 생각을 표현할 수 있는 것은 아 닙니다. 그렇기 때문에 우리 모두는 젊고 건강할 때에 가 족들에게 자신의 마지막 순간과 관련된 바람을 표현하고 의논을 해야 합니다. 대다수의 환자들은 집에서 죽기를 원 합니다. 극소수의 환자들, 특히 어린아이의 부모들은 병원 에서 죽는 것을 더 선호합니다. 어린 자녀들을 슬픈 현실 로부터 보호하고 싶은 마음 때문에 그렇습니다. 그렇지만 저는 이러한 방법은 아이들로부터 부모의 죽음을 경험하 는 일 중 매우 중요한 부분을 박탈하는 것이라고 생각합니 다. 그 결과 아이들은 부모의 죽음을 받아들이기가 더 힘 들어집니다.

자신의 죽음을 수용했고 이제 집에 가고 싶어 하는 환자가 있습니다. 이 환 자가 집에 갈 수 있는 방법이 있습니까? 담당 의사와 가족이 동의하지 않는 다 해도 말입니다.

담당 의사와 가족 모두 동의하지 않는 경우에 집에 갈 수 있는 환자는 아무도 없습니다. 가족이 그렇게 할 마음이 없는데 누가 이 환자를 돌보겠습니까? 저라면 성직자, 간 호사들, 사회복지사와 힘을 모아서 이 가족이 환자의 임박 한 죽음과 대면하도록 돕겠습니다. 그리고 환자를 집으로 데려가는 일에 도움을 주겠습니다. 만약 환자의 가족이 그 렇게 하기를 원하지 않는다면, 환자는 병원에 머무르다가 죽는 편이 더 나을 것입니다.

외래 환자를 상대하는 과에서 시한부 환자를 도우려면 어떻게 해야 할까요? 저희는 종양 클리닉을 운영하고 있고 환자는 자신의 병명에 대해 알고 있습니다.

> 종양 클리닉의 대기실은 그 자체로 훌륭한 비공식적인 만남의 장소, 그리고 어느 정도는 비공식적인 그룹 상담의 장소가 될 수 있다고 생각합니다. 불안하고 초조한 환자들을 위해 의료진이 항상 대기하고 있을 뿐만 아니라, 환자들 사이에 많은 그룹 치료가 이루어지기도 합니다. 가령, 혼란을 이겨낸 일부 환자들이 새로 온 환자들, 즉 외래 환자 종양 클리닉의 힘든 대기 시간에 아직 익숙해지지 못한 환자들을 적극적으로 돕습니다. 이러한 대기실 옆에 좀 더 개인적인 문제에 대해 이야기하고 싶은 환자나 가족들이 이용할 수 있는 방을 만든다면, 사회복지사나 상담사가 그러한 공간에서 엄청난 도움을 줄 수 있을 것입니다.

시한부 환자들과 그들의 가족들에게 그룹 치료는 어떤 역할을 합니까?

> 우리는 시한부 환자들을 모아 정기적인 그룹 치료를 하는 데 성공하지 못했습니다. 시한부 환자들은 매주 금요일 오후 3시부터 4시까지 죽음에 대해서 이야기할 수 없습니다. 즉, 시한부 환자들은 삶의 좀 더 밝은 일들에 대해 이야기하고 싶어 할 때도 있기 때문에 죽음에 대해서 이야기하기 위해 일정한 시간에 만나도록 계획을 세울 수가 없습니다. 또한 이러한 환자들은 서로 다른 시기에 서로 다른 단

계에 있습니다. 우리의 경험상 시한부 환자들에게 그룹 치료는 적합하지 않았습니다. 하지만 백혈병 아동 환자들의 부모들을 모아 그룹을 만드는 일은 다른 얘기입니다. 시한부 환자의 가족들에게는 그룹 치료가 매우 효과적이었습니다. 이 가족들이 서로 같은 불치병과 싸우고 있을 때는 특히 그러합니다.

제7장

죽음이
일어난 후
유족이
겪는 문제

한 엄마가 도저히 죽어가는 아이와 죽음에 대해 진지하게 대화를 나눌 수 없었습니다. 그런 다음 지금 와 돌이켜 생각해보면서 자신이 아이와 대화를 나눴어야 했다고 자책하고 있습니다. 이 엄마를 어떻게 도울 수 있을까요?

저는 사랑하는 누군가를 잃은 사람들 모두가 어느 순간 자신을 책망하고 자신이 좀 더 잘할 수는 없었는지 스스로에게 묻는다고 생각합니다. 우리 사회에서 자신의 죽어가는 아이와 죽음에 대해 편안하게 대화를 나눌 수 있는 엄마는 극히 드뭅니다. 이 사실을 그녀에게 알려주세요. 그리고 그녀가 그것에 대해 이야기를 나누고 싶어 할 때 옆에 있어주세요. 만약 그녀가 죄책감과 자학이 점점 더 심해지면서 지나치게 긴 애도 과정을 겪는다면 그녀에게는 전문 상담이 필요할지도 모릅니다.

한 노인이 빈혈 때문에 오랫동안 입원한 후 세상을 떠났습니다. 다음과 같은 경우에 노인의 가족을 어떻게 도와야 할지 궁금합니다. 가족들은 작은 시골 병원에서 노인 옆에 밤새 앉아 있었습니다. 노인은 새벽 4시 30분에 사망했습니다. 그의 부인은 아들이 그녀를 데리고 나가기 전까지 잠시 동안 머무르도록 허락을 받았습니다. 그런 다음 간호진은 시신을 씻기고 시트로 싸기 시작했습니다. 이것은 '사망 이후 시신의 정상적 처리' 절차입니다. 시신을 시트로 싼 다음 영안실로 보냈습니다. 고인의 부인이 새벽 6시 45분에 병원으로 돌아와서 시신을 한 번 더 보고 싶다고 말했습니다. 시신을 시트로 싼 상태이기 때문에 허가가 나지 않았습니다. 이와 같은 경우에 그녀에게 이러한 특혜를 허용해야 할까요? 시신을 싼 시트를 풀고 병실로 다시 옮겨야 할까요?

저는 가족에게 고인과 함께 있을 수 있는 충분한 시간을 허용해야 한다고 생각합니다. 가족이 자리를 뜰 준비가 됐다고 하면 그들에게 금방 다시 돌아올 계획인지를 물어보십시오. 그들에게 앞으로 일이 어떻게 진행되는지를 설명한 후 두 가지 선택권을 제시하십시오. 좀 더 머물거나 혹은 마음이 바뀌는 경우에 다시 돌아올 수 있다고 말입니다. 가족에게 시신을 시트로 쌌다고 알려주십시오. 하지만 매우 불가피한 경우에는, 가족이 고인의 죽음과 대면하도록 돕기 위해 영안실 담당 직원에게 시신을 싼 시트를 풀어달라고 부탁할 수 있습니다. 만약 당신이 장의사와 관계가 좋다면, 그에게 고인의 가족과 대화를 나누고 필요한 절차를 모두 마친 후에 가족들을 영안실에 오라고 권유할 것을 부탁할 수도 있습니다.

환자를 돕는 직업을 가진 사람이 환자가 죽었을 때 자신의 감정을 드러내도 될까요?

그러지 말아야 할 이유를 모르겠습니다.

어느 지점에서 슬픔이 병적인 반응으로 변하나요? 한 여성은 가정의*가 그 녀에게 "슬픔을 훌훌 털어버리세요."라고 했지만 그녀는 자신에게 정신과 의사가 필요하다고 느끼고 있습니다. 죄책감에 가득 차 있기 때문입니다. 그 녀는 남편과 말다툼을 했는데 남편이 갑자기 죽어버렸고 그녀는 현재 심한 우울증에 빠져 있습니다. 그녀는 저와 대화를 하고 싶어 하지만 저는 담당 의사의 의견을 무시할 수가 없습니다. 저는 그저 간호사이자 이웃에 불과하 니까요.

질문에 답하기 전에 당신의 마지막 문장에 대해 한마디 해야겠습니다. 당신은 "저는 '그저' 간호사이자 이웃에 불 과하니까요."라고 말했습니다. 저는 이 문제에 있어서 왜 간호사나 이웃이 자신을 폄하해야 하는지 이해할 수 없습 니다. 저는 죽어가는 환자들이 의사나 다른 어떤 사람들보 다 간호사들에게 도움을 더 많이 받는 경우를 자주 목격 했습니다. 간호사들과 성직자들이 없었더라면 수백 명의 제 환자들에게 어떤 일이 벌어졌을지 상상도 못하겠습니

• 한 가정을 전담하여 계속적으로 건강에 관한 진료나 상담을 하는 의사.

다. 공감 능력이 뛰어나고 이 여성에 대해 어떤 감정을 느끼는 것이 분명한 간호사가 "슬픔을 훌훌 털어버리세요."라는 바보 같은 요구를 하는 의사보다 이 여성을 아마 더 잘 도울 수 있을 것입니다. 만약 그녀가 훌훌 털어버릴 수 없는, 해소되지 못한 죄책감에 시달리고 있다면, 그녀에게는 자신이 '남편을 죽였다.'라는 죄책감에서 벗어나도록 도와줄 수 있는 전문 상담이 필요할지도 모릅니다. 그러는 동안에, 당신은 그녀의 곁을 지키면서 그녀가 감정을 표출하고 하고 싶은 말을 하도록 도울 수 있습니다. 당신은 단순히 그녀로 하여금 문제를 '카펫 밑에 숨기게' 하는 누군가보다 그녀를 훨씬 더 많이 도울 수 있습니다.

환자의 가족이 "그가 고통스럽게 죽었나요?"나 "그가 죽기 전에 제 이름을 언급했나요?"라고 물을 때 박사님은 진실을 말씀해주시나요?

환자가 실제로 가족의 이름을 언급하지 않았을 때, 저는 가족에게 가족의 이름을 언급했다고 말하지 않았습니다. 가족이 고통에 대해서 물었을 때, 환자가 고통을 겪은 것이 사실이라면 이렇게 말했습니다. "네. 고통을 좀 겪었지만 저희는 환자분이 편안하게 가시도록 최선을 다했습니다." 최선을 다한 것이 사실이라면 말입니다. 환자의 가족들에게 거짓말을 해서는 안 됩니다. 만약 당신이 거짓말을 한다면 가족들은 그것을 알아차리고 상황이 실제보다 훨씬 더 나빴을 것이라고 지레짐작하면서 더 마음 아파할 것입니다.

암 환자의 가족이 자신의 어머니가 죽어가고 있다는 사실을 받아들이지 않고 있습니다. 그녀가 임종한 후 이 가족을 어떻게 도울 수 있을까요? 여전히 어머니의 죽음에 대해 이야기하기 힘들어한다면 어떻게 그것에 대해 이야기하는 것이 더 쉬워지게 도울 수 있을까요?

때때로 유족이 고인의 죽음에 대해 이야기할 수 있을 때까지 몇 달 혹은 1년 이상 걸립니다. 당신이 할 수 있는 일은 그들에게 당신이 언제든 가까이에 있고 도울 준비가 되어 있다는 사실을 알려주는 일뿐입니다. 그러면 그들은 자신들의 미처 끝내지 못한 일을 친구와 나눌 준비가 될 때 마침내 당신을 찾아올 것입니다.

환자의 가족들이 환자의 임종 이전에 죽음의 단계들을 거치지 못했습니다. 임종 이후에 환자의 가족들에게 어떻게 대처해야 할까요? 이 문제를 어떻게 해결할 수 있을까요?

환자의 가족은 환자의 임종 이후에 죽음의 모든 단계들을 재차 거쳐야만 합니다.

환자를 돕는 직업을 가진 사람이 환자가 죽을 때 자신의 감정을 보여도 될까요? 박사님은 연구 초기에 눈물을 많이 흘리셨습니까?

지금도 여전히 눈물을 많이 흘립니다.

환자가 임종하기 며칠 전에 환자의 아내는 남편에게 임종하는 순간에 옆에 있겠다고 약속했습니다. 하지만 그녀는 그 순간에 남편 옆에 있지 못했습니다. 현재 그녀는 죄책감을 느끼고 있고 약속을 지키지 못한 것을 후회하고 있습니다. 그녀는 이 문제를 어떻게 극복할 수 있을까요?

그녀 옆에 앉아서 그녀의 죄책감과 지키지 못한 약속에 대해 들어주십시오. 우리는 환자들에게 임종의 순간에 옆에 있겠다고 약속했는데 가족과 함께 주말을 보낸 다음 월요일에 병원에 돌아왔을 때 환자가 주말에 사망했다는 사실을 보고받는 경우가 많습니다. 가까운 가족이 이런 일을 겪을 때 문제는 더 힘들어집니다. 이러한 사람들에게 우리는 단지 인간일 뿐이지 초인이 아니라고 말해줘야 합니다. 다음번에 우리는 더 신중을 기하고 이렇게 말할 수 있습니다. "당신 옆에 있도록 노력할게요."

죽어가는 사람이나 이미 죽은 누군가의 가족이나 친구에게 무엇을 해주거나 무슨 말을 해줘야 하는지에 대해 더 자세히 말씀해주시겠습니까? 사람들에게는 죽음의 이유를 찾고 싶어 하는 욕구가 항상 있는 것처럼 보입니다. 왜 죽음의 이유를 찾는 일이 항상 필요할까요?

저는 죽음의 이유를 찾는 일이 반드시 필요하다고 생각하지는 않습니다. 어떤 구체적인 사례에서도 죽음의 이유를 정확히 알 수는 없습니다. 죽음이 타당하다거나 필연적이라고 생각하기는 매우 힘듭니다. 특히 어린아이나 젊은이의 죽음과 대면해야 할 때 그렇습니다. 저는 이러한 생각이 사랑하는 사람의 죽음에 대한 이유를 찾고 그 안에서 어떤 의미를 찾고 싶어 하는 우리 자신의 욕구로부터 생겨

난다고 생각합니다. 우리는 준비가 잘 되어 있지 않고 유족에게 뭐라고 말해야 할지 잘 모르기 때문입니다. 우리는 유족을 위로하기 위해서 죽음 안에서 특별한 뭔가를 발견하려고 노력합니다. 하지만 저는 가장 큰 위로는 유족의 손을 가만히 잡고서 자신의 솔직한 감정을 그들과 나누는 것이라고 생각합니다. 만약 당신이 유족을 저버리지 않는다면, 심지어 친척과 친구들이 모두 떠난 후에도 그들을 계속 방문한다면, 당신은 당신의 진심을 유족에게 전달할 수 있고 그들이 애도의 과정을 헤쳐 나가도록 도울 수 있을 것입니다.

만약 환자와 가족이 환자가 임종하기 이전에 죽음을 수용한 경우에, 가족은 임종 이후 애도 과정을 겪습니까?

항상 슬픔과 애도가 뒤따릅니다. 하지만 슬픔으로 인한 고통은 없을 것입니다. 즉, 회한이 없고, '오 하나님, 제가 이것을 혹은 저것을 했으면 좋았을 텐데요.'라는 감정을 느끼지 않고, 죄책감을 느끼지 않을 것입니다.

애도에 관한 박사님의 의견을 듣고 싶습니다. 오랫동안 함께한 사랑하는 남편이 매우 오랜 투병 끝에 얼마 전에 세상을 떠났을 때 애도는 하지만 그리워하지는 않는 것이 가능한가요, 혹은 정상인가요?

네, 가능하다고 생각합니다. 남편의 오랜 투병 기간 동안 남편을 간호한 아내는 예비적 슬픔 과정을 통해 성장할 수 있었을 것이고 남편의 죽음에 대해 슬퍼하긴 하지만 반드시 남편을 그리워하지는 않을 수 있습니다. 오랜 투병과 고통이 끝났을 때는 상실감과 함께 커다란 안도감 또한 느껴지기도 합니다.

만약 어린아이가 아버지의 죽음 이후에 묘지를 자주 찾아가고 싶어 한다면 아이를 도울 수 있는 방법이 있을까요?

네, 있습니다. 저라면 아이를 묘지까지 태워다 줄 것이고 아이를 막지 않을 것입니다. 저는 현실을 직시하고 묘지에 자주 찾아가서 슬픔을 해소하는 가족들보다, 오히려 묘지를 찾아가는 것을 피하고 고인에 대해 이야기하는 것을 피하는 가족들이 훨씬 더 걱정됩니다.

선행 애도 과정(예비적 슬픔 과정)은 선행 애도가 없었을 때의 임종 이후 애도 과정과 비슷하거나 같습니까?

그렇습니다. 단, 선행 애도 과정의 경우 시한부 환자와 대화를 나누는 일과 '미처 끝내지 못한 일을 끝내는' 일이 아직 가능하다는 이점이 있습니다. 이러한 일은 환자가 임종한 이후에는 가족들이 할 수 없는 일입니다. 일반적으로 임종 이전에 선행 애도 과정이 없었을 경우 임종 이후 애도 과정은 더 길어집니다. 예기치 못한 갑작스러운 죽음이 발생한 경우와 마찬가지로 말입니다.

제8장

장례식

많은 친척들이 장례 절차를 돕는 일에 대해 우리에게 묻는다. 특히 예기치 않은 죽음이 발생해서 가족 전체가 완전히 부정과 충격에 빠져 있거나 혹은 혼란과 분노의 단계에 있을 때 그러하다. 많은 환자들은 시신을 의과 대학에 기증해달라고 요청하거나 시신을 화장해달라고 부탁해서 가족들을 충격에 빠뜨리기도 한다.

우리(살아 있고 건강한 사람들)는 평소에 자신의 바람을 가족(과 변호사)에게 알리고 질병이나 죽음이 닥치기 전에 미리 유언장을 준비하는 것이 좋다. 그러면 가족은 감정적으로 혼란스럽지 않을 때 죽음에 대한 자신의 관점과 이의를 차분하게 표현할 수 있다. 우리 모두는 장례식장을 미리 정해놓는 것이 좋고 필요할 때 우리를 도울 수 있는 상조회에 가입하는 것이 좋다.

장기 기증은 죽음이 발생한 직후에 이루어져야 하고, 갑작스러운 죽음의 경우 가족은 누구에게 죽음을 알릴지에 대해 필수적 정보를 가지고 있어야만 한다. 고인의 바람을 충족하기 위해서 말이다.

죽음이 발생한 이후에 이러한 모든 정보를 수집하려면 시간이 지나치게 오래 걸릴 때가 많고, 해결책을 급하게 타협하면 실망스럽고 비용 부담이 큰 결과를 낳을 때가 많다.

박사님은 고인의 시신을 보여주는 의식이나 복잡한 장례식 등과 같은 미국의 장례식 절차에 부정적이십니까?

저는 사람들이 장례식에 관해서 자신의 바람을 미리 표현하는 것이 좋다고 생각합니다. 유감스럽게도 너무 지나치게 복잡하고 값비싼 장례식을 요구하는 사회적 압력이 많습니다. 하지만 이는 정말로 불필요합니다. 우리는 장례식이 고인의 욕구가 아니라 가족과 친지의 욕구를 충족하기 위해 존재한다는 사실을 이해해야만 합니다. 개인적으로 저는 시신을 보는 일은 예기치 않은 갑작스러운 죽음이 발생한 경우처럼 가족들이 고인의 죽음에 준비되지 않았을 때에만 필요하다고 생각합니다. 이러한 상황에서는 가족들이 사랑하는 사람의 죽음이라는 현실과 대면하기 위해 장례식 전에 시신을 볼 수 있어야만 합니다. 그렇지 않다면, 가령 긴 투병 기간이 있었다면 저는 시신을 보는 일이 불필요한 의식 절차라고 생각합니다. 또한 개인적으로 저는 간단한 장례식을 치르는 것이 좋다고 생각합니다. 관을 닫아놓고 가족 및 친지들이 잠시 동안 만나서 고인에 대한 이야기를 나누며 추억을 공유하고 함께 식사를 하는 장례식 말입니다. 화려하게 치장한 관을 열어놓고 시신을 보여주는 복잡하고 값비싼 장례식은 고인이 단지 잠들어 있을 뿐이라는 믿음을 강요합니다. 이는 부정의 단계를 연장하기만 할 뿐이라고 생각합니다.

장례식에 대해 어떻게 생각하십니까? 장례식이 고통을 연장한다고 생각하십니까, 아니면 수용을 낳는다고 생각하십니까?

저는 죽음이라는 현실을 공적이고 공개적으로 대면하기 위해 간단한 의식 절차가 필요하다고 생각합니다. 한 번 더 다 같이 모여서 고인에 대한 추억을 함께 공유하는 것이지요. 하지만 상업적인 측면이 강한, 불필요하게 복잡한 장례식 절차는 가족의 고통을 연장할 뿐만 아니라 오랜 투병 기간 동안 쌓인 엄청난 비용에 값비싼 경비를 추가하는 격이 됩니다.

제 가족과 저는 장의사입니다. 대개 저희는 저희가 서비스하는 분들에게 친밀하게 대합니다. 특히 어린아이들에게는 별도의 시간을 내서 대화를 하고 이야기를 들어주려고 노력합니다. 저희에게 조언을 해주시겠습니까?

장의사들은 자신들의 제품을 상품화하고 사업에서 더 큰 이익을 내기 위해서 유족의 죄책감과 미진한 느낌을 악용할 때가 많습니다. 저는 장례식 업계의 이러한 부분을 몹시 혐오합니다. 상업적 이익만 지향하지 않고 진심으로 유족들을 보살피는 장의사들도 물론 있습니다. 저는 매우 복잡하고 값비싼 장례식을 치러야만 하는 현실이 매우 슬픕니다. 이러한 장례식은 유족의 죄책감을 완화하는 것 이외에는 아무 소용이 없습니다. 만약 장의사들이 유족의 욕구, 재정적 조건, 단순한 절차에 대한 요청 등에 귀를 기울인다면, 유족을 대단히 크게 도울 수 있을 것이고 평판이 훨씬 더 나아질 것입니다. 또한 젊은이, 교회 모임, 고등학생들이 방문할 수 있도록 장례식장을 개방해야 한다고 생각합니다. 그들이 죽음을 삶의 일부로 여기는 데 도움이 되도록 말입니다.

제9장

각자의 감정에
대처해야 하는
유족과 의료진

시한부 환자의 가족들 또한 환자와 마찬가지로 죽음의 단계들을 겪습니까? 그렇지만 환자가 겪을 때와 반드시 같은 시기에 겪지는 않습니까?

그렇습니다. 일반적으로 시한부 환자의 가족들과 의료진은 죽음의 단계들을 겪는 일에 있어서 환자보다 '단계가 뒤처집니다.'

박사님은 죽어가는 환자의 가족들이 상실을 수용하도록 돕는 일에 대해 말씀하셨습니다. 사랑하는 사람의 죽음이 발생하기 이전에 수용의 단계에 도달하지 못한 가족들과 친구들은 어떻게 되는 겁니까?

그들은 죽음이 일어난 이후에 죽음의 모든 단계들을 겪어야만 할 것입니다.

박사님은 자신의 가족(가령 부모님)의 죽음에 어떻게 대처하십니까? 감정적으로 매우 깊게 관계를 맺고 있는 사람들을 돕는 것이 가능한가요?

가능합니다. 하지만 자기 자신의 가족일 경우에는 훨씬 더 힘듭니다. 자신이 도울 수 없다고 느껴진다면 가족이 아닌 누군가에게 도움을 청할 수 있을 것입니다. 그 사람은 덜 감정적으로 이 문제에 대해 이야기할 수 있을 것이고 아마 훨씬 더 도움을 많이 줄 수 있을 것입니다. 이것은 자신이 이 문제와 관련하여 얼마나 편안함을 느끼는지와 관련된 문제입니다. 어떤 사람은 자신의 어머니를 도울 수 있는 수준에 도달하기도 합니다.

한 가정의 구성원들이 죽어가는 가족을 보살피면서도 자신들의 욕구를 존중할 수 있도록 도울 수 있는 방법들을 알려주십시오.

이런 상황에서 가정의 구성원들이 자신의 삶을 계속 살아갈 수 있도록 돕는 일은 매우 중요합니다. 즉, 한 가정에서 어머니가 죽어가고 있다고 해도, 젊은 딸이나 아들은 데이트를 하거나 영화를 보러 갈 기회를 박탈당해서는 안 됩니다. 가정의 구성원들은 기력을 회복하고 에너지를 재충전할 수 있는 시간을 가져야만 합니다. 죽어가는 과정이 길어진 상황이라면 특히 그러합니다. 이러한 시간을 가지지 못하면, 가족들은 탈진할 것이고 정서적·신체적으로 소진될 것입니다. 이러한 상황에서 환자의 가족들을 돕고 그들이 죄책감을 느끼는 것을 막는 일은 당신의 몫입니다.

환자의 친구들과 가족들은 환자가 겪는 것과 마찬가지로 죽음의 5단계를 겪습니까?

그렇습니다. 시한부 환자와 진정한 관계를 맺고 있는 사람이라면 누구나 적응의 과정을 겪어야만 합니다. 환자가 사망하기 이전에 겪기도 하고 죽음이 발생한 이후에 겪기도 합니다.

사랑하는 가족의 죽음에 대처하도록 남편, 아내, 어머니, 아버지를 어떻게 준비시키십니까?

가족 모두가 아직 건강하고 모든 인간은 죽어야만 한다는 사실과 대면하기 위해 서로를 도울 수 있을 때, 빨리 시작하는 것이 좋습니다. 그렇게 하면 죽음이 '예기치 않게 갑자기' 발생한다 해도 엄청나게 충격적인 경험이 되지 않을 수 있습니다.

결혼한 젊은 아들이 불치병(폐암)으로 병원에 입원하게 됐습니다. 부모는 아들이 입원하기 전에 의료진에게 아들에게 질병에 대해 알리지 말아달라고 특별히 요청했습니다. 박사님이라면 어떻게 대처하시겠습니까?

저는 이 부모에게 제가 결혼한 성인 남성을 치료하고 있고 계약은 환자와 저 사이에 맺어져 있다고 말하겠습니다. 만약 그들이 계속해서 '아들에게 알리지 말아달라고' 고집한다면 그들에게 다른 의사를 선택할 권리와 자유가 있다고 말하겠습니다.

(젊은 환자들은 21세가 지나고 나서도 오랫동안 부모들에게 재정적으로 의존할 때가 많습니다. 극도로 비용이 많이 드는 불치병에 걸린 경우에 특히 그렇습니다. 그렇기 때문에 많은 젊은 성인 환자들은 자신의 담당 의사를 선택할 수 있는 권리를 박탈당하고 있는 실정입니다.)

저희 할머니는 할아버지가 암에 걸린 사실이나 할아버지의 죽음에 대해 이야기하지 못하십니다. 하지만 할아버지는 이 문제에 대해 이야기하고 싶어 하십니다. 할머니는 이 문제를 부정하는 것처럼 보이고 할아버지는 '그 역겨운 암' 같은 말로 자신의 감정을 표현하십니다. 할머니와 할아버지는 항상 함께 계신데 이 상황에 어떻게 대처해야 할까요? 할아버지는 이야기하고 싶은 욕구가 몹시 커 보입니다. 이 문제를 터놓고 이야기하기 위해 누가 어떻게 해야 할까요?

만약 할머니가 할아버지를 홀로 내버려두지 않으신다면 할머니 앞에서 이렇게 한번 말해보세요. "할아버지, 할아버지도 그 역겨운 암이 싫으시죠? 그렇죠?" 그리고 대화를 시작해보세요. 할아버지가 이 문제에 대해 이야기하고 싶은 자신의 욕구를 당신과 공유할 수 있도록 말입니다. 할머니는 만약 이 상황을 감당할 수 없다면 병실을 떠나실 것입니다. 혹은 당신에게 그 이야기는 그만하라고 분명하게 말하실 것입니다. 그러면 당신은 할머니에게 할아버지가 이 문제에 대해 이야기하고 싶어 할지도 모른다고 말할 수 있고 이때 할아버지가 옆에서 당신을 거드실 수 있습니다.

간호사는 중환자가 생기면 몹시 화를 내는 의사에게 어떻게 대처해야 할까요? 그의 분노는 그가 환자의 죽음을 수용하지 못하는 신호인 것이 확실합니다. 하지만 우리가 그에게 어떻게 해야 할까요?

그에게 똑같이 화를 내거나 기분 나쁘게 받아들이는 대신, 그에게 다가가서 이렇게 말한다면 도움이 될 것입니다. "힘드시죠, 그렇지 않나요?" 만약 당신이 그의 괴로움에 공감해준다면, 그는 마음을 열 것입니다. 그리고 자신이 살리기 위해 필사적으로 애썼던 환자의 죽음과 대면하는 일이 얼마나 힘든지 토로할 것입니다.

선행적 애도 과정은 환자가 사망한 이후의 애도 과정과 비슷하거나 똑같습니까?

두 과정에는 작은 차이가 존재합니다. 선행적 애도 과정에서 환자는 곧 닥칠 상실을 슬퍼하고 환자의 가족도 마찬가지입니다. 한편, 환자가 사망한 이후의 애도 과정에서 가족들은 이미 지나버린 상실을 애도합니다. 일반적으로 후자가 더 오랜 시간이 걸립니다. 전자의 경우에는 환자나 가족이 슬퍼하도록 허용받지 못할 경우에만 오랜 시간이 걸립니다.

박사님은 환자와 함께 울어본 적이 있으십니까? 제 마음 한쪽에서는 이렇게 말합니다. '괜찮아. 내 솔직한 본심이니까 환자와 공유해도 돼.' 다른 한쪽에서는 이렇게 말합니다. '왜 우는 거지? 아마 환자들과 일할 수 있을 만큼 아직 나 자신의 감정을 충분히 해결하지 못했나 봐.' 어떻게 해야 할까요?

네, 저는 환자와 함께 울어본 적이 있습니다. 간혹 저는 오랫동안 돌본 환자와의 마지막 만남이 되리라고 직감하고 눈물을 흘리기도 합니다. 저는 환자 앞에서 눈물을 흘리는 것이 전문가답지 못하다고 생각하지 않습니다. 이는 자기 자신의 감정을 충분히 해결하지 못한 것에 관한 문제가 아닙니다. 자신이 얼마나 기꺼이 자신의 인간다움을 환자와 공유할 마음이 있는지에 관한 문제입니다.

박사님은 죽어가는 아이의 엄마가 여러 단계들을 거쳐 마지막 단계인 수용의 단계에 도달한 사례를 말씀해주셨습니다. 죽어가는 환자와 가까운 사람들이 이렇게 하는 것이 일반적인 일인가요? 그들은 죽어가는 환자보다 더 먼저, 아니면 동시에, 아니면 더 나중에 죽음의 단계들을 경험하나요?

죽어가는 환자의 가족들은 일반적으로 환자보다 더 늦게 죽음의 단계들을 경험합니다. 그들이 환자보다 더 빨리 죽음의 단계들을 경험하는 경우는 매우 희박합니다. 동시에 경험하는 경우도 매우 희박합니다. 대부분의 경우 죽어가는 환자가 가족들보다 죽음의 단계들을 더 먼저 경험합니다.

저는 오직 죽음에 대한 저 자신의 불안을 가라앉히기 위해 죽어가는 환자들과 접촉하고 싶습니다. 그리고 그들을 이용하여 저 자신이 수용의 단계에 도달하고 싶습니다. 의견을 말씀해주시겠습니까?

> 만약 당신이 자기 자신의 필요를 위하여 환자들을 '이용한다면', 당신은 환자들을 도울 수 없을 것이고 많은 것을 줄 수 없을 것입니다. 또한 당신이 준 것이 거의 없는 만큼 받을 수 있는 것도 거의 없을 것입니다.

외상(가령, 마비나 절단)을 초래하는 사고나 질환을 겪은 이후에 재활 치료를 받고 있는 환자가 있습니다. 환자의 가족은 수용의 단계에 도달하는 일에 있어 환자보다 뒤처져 있어서 환자를 지체시키거나 환자가 잠재력을 완전히 발휘하지 못하게 막고 있습니다. 어떻게 하면 환자의 가족이 수용의 단계에 도달하도록 도울 수 있을까요?

> 만약 어떤 환자가 자신의 상황을 수용하는 단계에서 더 앞서 있고 환자의 가족은 더 뒤처져 있다면, 당신은 모든 시간과 노력을 쏟아서 가족들이 분노, 협상, 우울의 단계를 거치도록 도와야만 합니다. 그들이 환자의 기능 제한이나 혹은 임박한 죽음을 수용하고 그 결과 환자를 간접적으로 도울 수 있도록 말입니다. 그렇지만 절대 그들을 억지로 밀어붙여서는 안 된다는 사실을 잊지 마십시오. 그렇지 않으면 도움보다는 해가 될 것입니다.

환자의 가족들이나 친구들이 사랑하는 사람의 죽음을 받아들이도록 어떻게 도울 수 있을까요? 죽음이 발생하기 이전에(즉, 환자가 아직 건강할 때), 그리고 죽음이 발생한 이후에 말입니다.

마지막 순간이 왔을 때 미처 끝내지 못한 일이나 후회가 남지 않도록 매일 환자에게 사랑을 표현해야 합니다.

만약 당신이 죽음이 발생한 이후에 고인의 가족들을 돌봐야 한다면, 그들의 곁에 있으면서 그들이 분노, 우울, 최종적으로 수용의 단계들을 거치는 것을 도와주십시오.

죽어가는 환자의 가족들에게 어떻게 대응하십니까? 그들과 이야기를 나누려 애쓰십니까, 아니면 그들에게 친절하게 대하려 애쓰십니까? 어떻게 하십니까?

죽어가는 환자의 가족들 또한 죽어가는 환자와 똑같은 인간입니다. 때때로 그들에게 필요한 유일한 것은 배려심이 많은 사람이 그저 조용히 옆에 있어주는 것뿐입니다. 자신들이 애써 이야기를 꺼내지 않아도 되도록 말입니다. 때때로 이들에게 친절함이 필요할 때도 있습니다. 이들에게 친절하게 대하고 싶다면 그러한 마음을 솔직하게 표현하십시오. 때때로 이들은 현실적인 문제에 대해 이야기를 나누고 싶어 합니다. 가령 환자의 예후나 환자가 받고 있는 여러 가지 검사에 대해서 말입니다. 만약 그렇다면 이들과 이러한 문제에 대해 이야기를 나누십시오. 환자 가족들의 욕구를 끌어내고 그 욕구에 알맞게 대응하는 것이 중요합니다. 당신의 역할은 '환자의 가족들에게 친절하게 대하는 것'뿐이라는 선입관에 무조건 따르는 것은 좋지 않습니다.

박사님은 환자에게 솔직하게 대하고 자신의 본능적 반응을 환자와 공유하라고 말씀하셨습니다. 저는 박사님이 말씀하신 대부분의 사례에 동의합니다. 하지만 환자에게 다음과 같이 말하는 것도 포함되나요? "저는 죽음에 대한 제 감정들이 두렵습니다. 그리고 아직 그 감정들을 해결하지 못했습니다."라고 말입니다. 아니면 감정들을 먼저 해결한 다음에 환자에게 이야기를 하는 편이 더 나은가요?

죽음에 대한 자신의 감정들이 두렵고 아직 그 감정들을 해결하지 못했다고 인정할 수 있고 그렇게 말하는 데 불편함을 느끼지 않는 사람은 진짜로 죽음을 극도로 무서워하는 것이 아닙니다. 저는 제가 느끼는 애매모호함과 걱정거리들을 환자들과 공유할 때가 많습니다. 그리고 이는 환자의 마음을 여는 촉매제로 작용할 때가 많고 환자가 자신의 걱정거리를 저와 공유할 수 있도록 도와줍니다. 저는 틀린 말을 하거나 틀린 행동을 하는 것에 대한 두려움이 과장돼 있다고 생각합니다. 당신이 진정으로 환자에게 신경을 쓰고 있고 당신 역시 여러 걱정거리를 안고 있는 똑같은 인간이라는 사실을 알고 나면 환자는 곧바로 훨씬 더 편안함을 느낄 것입니다. 그리고 자기 자신의 감정을 훨씬 더 잘 공유할 수 있게 될 것입니다.

언젠가 우리가 우리 자신의 죽음을 수용할 수 있을지 없을지 어떻게 알 수 있나요? 우리는 박사님의 질문지°에 응답을 했습니다. 이 방법이 그렇게 할 수 있는 한 가지 방법인가요? 아니면 죽음을 직접 경험할 때까지 알 수 없는 건가요?

저는 우리가 어떤 식으로 죽음과 대면할지 단지 짐작만 할 수 있다고 생각합니다. 죽음이 진짜로 발생할 때까지는 결코 확실히 알 수 없습니다. 다만 죽음에 대해서 편안해지기 시작하고 그 결과 자신의 짐작이 꽤 정확해지는 시기가 찾아오기는 합니다.

고통을 덜 두려워하기 위해 무엇을 할 수 있을까요?

이는 매우 어려운 문제입니다. 저는 고통에 대한 두려움을 극복하는 한 가지 방법은 위기를 겪고 있는 사람들과 시간을 보내면서 그들을 돕는 것이라고 생각합니다. 그렇게 하면 스스로 서서히 고통을 덜 두려워하게 될 것입니다.

죽음이 임박해지기 전에 죽음을 수용하는 과정을 시작하려면 어떻게 해야 할까요?

젊을 때에 요양원, 만성 질환 전문 병원, 시한부 환자들을 방문하면서 자기 자신의 죽음에 대해 심사숙고하고, 자신

• 우리는 죽어가는 환자들을 돌보는 일에 관한 세미나에 참석한 모든 사람에게 질문지를 나눠준다. 이 질문지의 한 가지 목적은 학생들에게 죽음에 관련된 스스로의 경험들을 회상하도록 하여서 이 주제에 대해 자신이 가지고 있는 생각들과 대면하게 만드는 것이다. — 저자 주

의 유언장을 작성하고, 자신이 병에 걸리기 훨씬 이전에 가족들과 이러한 문제들에 대해 이야기를 나누는 방법으로 시작할 수 있습니다. 그리고 아이들에게 환자들을 방문하고 장례식에 참석하는 것을 허용해야 합니다. 또한 병원과 요양원에 붙어 있는 "15세 미만의 아동은 출입할 수 없습니다."라는 안내판을 떼어야만 합니다.

의료직에 종사하는 어떤 사람이 죽어가는 환자들을 돌보는 일을 매우 불편해합니다. 어떻게 하면 그가 '죽음과 죽어감'의 과정에 대처할 수 있을까요?

그에게는 몇 가지 선택권이 있습니다. 첫 번째 단계는 자신이 불편해한다는 사실을 인정하는 것이라고 생각합니다. 두 번째 단계는 사망학 분야에서 일하는 사람들과 이야기를 나누면서 특별히 무엇이 자신을 불편하게 만드는지 알아내야 합니다. 다른 의료진 역시 경력 초기에는 불편해합니다. 다만 더 많은 시간을 이러한 환자들과 보낼수록 점점 더 편안해지는 것입니다. 상담을 해보면 그가 불편해하는 이유의 실마리를 찾을 수 있을지도 모릅니다. 만약 이 문제가 그의 업무에 지나치게 방해가 된다면, 그는 죽어가는 환자들과 거의 관계가 없는 전공으로 옮기는 일을 고려해볼 수도 있을 것입니다. 가령 피부과나 안과 같은 전공 말입니다.

저는 죽음에 대한 두려움이 근본적으로 미지의 것에 대한 두려움이 아닐까

생각합니다. 박사님은 결혼을 앞둔 대부분의 사람들 또한 미지의 것에 직면한다고 말씀하셨습니다. 하지만 우리는 결혼한 다른 사람들과 대화를 나눌수 있고 그들에게 결혼 생활이 어떤지 물어볼 수 있습니다. 하지만 죽음에 관련해서는 그렇게 할 수 없습니다. 죽음은 그것이 우리에게 일어나기 전에는 절대 알 수 없는 어떤 것입니다. 막상 안다고 해도 불충분하게 알 수밖에 없고 말입니다.

맞는 말입니다. 하지만 저는 죽음에 대한 두려움이 미지의 것에 대한 두려움이라고 생각하지 않습니다. 사후 세계에 대해 매우 구체적인 개념을 가지고 있고 사후 세계가 존재한다고 진심으로 믿는 사람들 또한 죽어감을 두려워하고 다른 사람들과 똑같이 죽음의 단계들을 겪습니다.

죽어가는 환자와 이야기하는 의료진이 자신이 느끼는 '죽어감에 대한 두려움'의 문제를 해결하려면 어떻게 하는 것이 가장 좋을까요?

저는 시한부 환자들과 함께 일하는 의료진은 가장 먼저 자신의 또래가 아닌 환자들과 함께 일하는 것이 좋다고 생각합니다. 만약 젊은 간호 실습생을 그녀 또래의 죽어가는 젊은 여성에게 노출시킨다면, 간호 실습생은 너무나 압도된 나머지 제대로 일을 하지 못할지도 모릅니다. 만약 그녀가 노인들이나 혹은 자신과 연령과 성별이 다른 사람들과 좋은 경험을 쌓는다면, 그녀는 이 일이 어렵지 않다는 사실을 알게 될 것이고 시한부 환자들이 그녀로 하여금 그녀 자신의 죽음에 대한 두려움과 대면하도록 도와줄 때가 많다는 사실 또한 알게 될 것입니다. 그리고 점차 자신과 연령과 성별이 같은 환자들과 일할 수 있게 될 것입니다. 죽어가는 환자들은 우리가 우리 자신의 불안을 해소하도록 가장 잘 도와줄 수 있는 사람입니다.

자신의 감정을 지속적으로 들여다보면 자기 자신의 죽음과 대면할 수 있을까요? 아니면 우리가 이용할 수 있는 좀 더 체계적인 틀이 존재하나요? 저는 그런 상황이 닥치면 허둥댈 것 같고 어느 방향으로 향해야 할지 도움이 필요할 것 같습니다. 저는 죽어가는 환자들과 접촉해본 적이 거의 없기 때문에 자극을 받아본 적도 없습니다.

우리가 자기 자신의 죽음과 대면할 수 있는 방법에는 여러 가지가 있습니다. 당연히 첫 번째 단계는 우리의 삶이 영원히 지속되지 않는다는 사실을 일상적으로 깨닫는 것입니다. 우리는 문학 작품이나 시를 읽을 수 있습니다. 또는 음악, 드라마, 미술 등 다양한 형식 안에서 우리에게 제시되는 '죽음'이라는 주제를 숙고해볼 수 있습니다. 또한 우리는 요양원, 정신 병원, 일반 병원 등을 방문하여 삶이 온통 아름답지만은 않다는 사실을 상기할 수 있습니다. 그리고 편안한 친구들이나 지인들과 함께 모임을 만들어 이 문제에 대해 이야기를 나누고 자신만의 관점을 형성할 수도 있습니다. 종교는 훨씬 더 넓은 의미에서 죽음에 대해 숙고합니다. 그렇기 때문에 신앙심이 깊은 사람은 삶의 의미, 그리고 당연히 죽음의 의미에 대해 숙고하지 않을 수 없습니다. 우리는 미국 전역에서 '죽음과 죽어감'에 관한 워크숍을 수없이 많이 개최하면서 사망학 분야에서 숙의와 토론이 활발하게 이루어지도록 노력하고 있습니다. 이 워크숍들은 전문가들뿐만 아니라 비전문가들에게도 개방되어 있습니다. 우리 모두는 결국 자신의 죽음과 대면해야 하기 때문입니다.

언제 죽을지 모르는 사람에게 어떻게 조언을 하시겠습니까? 심장 마비를 겪은 사람 같은 경우 말입니다.

우리 모두는 자기 자신의 유한함과 대면하는 것이 좋습니다. 병에 걸리거나 치명적인 심장 마비를 겪기 이전에 말입니다. 우리가 젊을 때 자신의 유한함을 받아들일 수 있다면 죽음이 발생할 때 죽음에 준비가 되어 있을 것입니다. 어떤 환자가 자기 자신의 죽음에 대해 한 번도 생각해본 적이 없는데 갑자기 심장 마비를 겪었고 회복하고 있는 경우, 이 환자가 직접 이야기를 꺼내기 전에는 이 문제에 대해 이야기하지 않는 것이 현명할지도 모릅니다. "무서웠나요?"와 같은 질문으로 논의를 시작할 수도 있습니다.

박사님은 여러 강연과 저서 『죽음과 죽어감』에서 죽음과 대면하기까지의 여러 단계들을 자세히 설명하셨습니다. 그렇지만 저는 아직 의문이 남습니다. 어떻게 인간은 자신의 유한함과 대면할 수 있게 되는 걸까요? 아프고 죽어가는 환자들을 돌보면서 차차 발전하는 걸까요? 자신의 유한함과 대면하는

일의 최종 결과는 무엇일까요? 본능적 차원과 지적 차원, 두 가지 차원에서 말입니다. 죽어가기 이전에 자신의 유한함과 완전히 대면하는 것이 가능할까요?

자기 자신의 유한함과 대면하는 방법에는 여러 가지가 있습니다. 한 가지 방법은 중환자들 그리고 죽어가는 환자들과 시간을 보내고, 그들과 동일시하고, 그들과 함께 여러 단계들을 거친 후 그들의 죽음을 수용하는 단계에 도달하는 방법입니다. 이렇게 할 때마다 우리는 정서적으로, 그리고 지적으로 자신의 유한함을 수용하는 일에 한 발짝 더 다가서게 됩니다. 또 다른 방법은 다음과 같습니다. 우리는 많은 사람들이 오랫동안 여러 종류의 고통을 겪은 끝에 수용의 단계에 도달하는 모습을 목격했습니다. 어렵고 힘든 삶을 산 사람들, 살면서 여러 상실들을 경험한 사람들은 이전에 죽음의 단계들과 비슷한 단계들을 매우 많이 겪었기 때문에 자신이 병에 걸리지 않았다 하더라도 수용의 단계에 도달합니다. 세 번째 방법은 우리의 아이들과 함께 이용할 수 있는 방법입니다. 아이들을 일찌감치 요양원과 병원에 노출시키고 아이들과 죽음에 대해 이야기하고, 유언장을 작성하고, 누구라도 어느 때든 죽을 수 있다는 가능성에 가족들을 준비시키는 방법입니다. 만약 이러한 방식으로 키운다면 아이들은 죽음을 삶의 일부로 받아들일 것이고, 불치병에 직면했을 때 이러한 모든 단계들을 거치지 않아도 될 것입니다. 농장에서 자란 사람들은 생명의 탄생과 소멸을 삶의 일부로 자연스럽게 받아들이는 경우가 많습니다. 아주 어릴 때부터 농장에서 이 두 가지를 일상적으로 목격하며 자랐기 때문입니다.

죽어가는 환자들을 돌보는 일을 하기 위해 박사님 자신을 어떻게 준비시키십니까?

그들을 방문하고, 그들 옆에 앉아서 그들의 말에 귀를 기울이고, 그들이 가르쳐주는 것들을 배웁니다.

죽음의 과정에서 환자가 다음 단계로 나아가는 것을 도울 때 사용하는 기법에 대해 말씀해주시겠습니까? 아니면 그저 환자의 곁에 있으면서 환자가 자신의 속도로 나아가도록 허용해야 합니까?

그저 환자가 자신의 속도로 나아가도록 도와주십시오. 그리고 만약 당신 스스로가 죽음에 대한 두려움과 대면하고 난다면 이 일을 가장 잘 해낼 수 있을 것입니다.

저는 간호 실습생이고 누군가가 죽음에 대한 두려움을 표현하는 것을 들었습니다. 저는 그를 돕고 싶지만 제가 아직 너무 부족하게 느껴집니다. 이러한 반응이 정상인가요?

매우 정상입니다.

죽어가는 환자를 돌보는 사람은 각각의 환자와 함께 죽음의 단계들을 겪어야만 합니까? 아니면 이미 자신이 도달한 단계에서 환자와 관계를 맺기 시작합니까?

우리는 모든 환자와 함께 죽음의 모든 단계들을 겪지는 않습니다. 오직 우리가 진정으로 깊은 관계를 맺은 환자들과만 그렇습니다. 저는 제가 수용의 단계에 도달했다고 느끼지만, 때때로 죽어가는 환자들과 함께 분노와 우울의 시기를 짧게 겪기도 합니다. 죽어가는 환자들이 겪고 있는 단계들이 각기 다르기 때문입니다.

상담치료사가 감정을 밖으로 드러내면 죽어가는 환자에게 어떤 영향을 미치나요?

상담치료사가 감정을 드러내는 것은 마치 약물 치료와도 같습니다. 적절한 시기에 적절한 양의 약물을 처방하면 놀라운 효과를 볼 수 있습니다. 반면, 지나치게 많은 약물은 건강을 해치고, 지나치게 적은 약물은 비극을 불러옵니다.

죽어가는 환자와 그 가족들을 돕는 일에서 사회복지사는 어떤 역할을 해야 할까요?

우리는 환자를 돕는 직업을 가진 다양한 구성원들을 엄격하게 구별하지는 않습니다. 우리는 성직자가 환자들의 종교적 욕구나 영적 욕구만을 돌봐야 한다거나, 정신과 의사가 환자들의 정서적 욕구만을 돌봐야 한다거나, 담당 의사가 환자의 신체적 욕구만을 돌봐야 한다고 생각하지 않습니다. 사회복지사의 오래된 역할은 주로 환자 가족과 경제적 문제를 돕는 것이었습니다. 하지만 '죽음과 죽어감'에 관한 학제간 워크숍에서, 우리는 때때로 서로 역할을 맞바꿉니다. 특정한 환자나 가족과 가장 편한 관계인 사람은 누구든 거의 자동적으로 그 사람의 조력자가 됩니다. 많은 경우 사회복지사는 죽어가는 환자에게 매우 큰 도움을 줍니다. 대개 사회복지사는 환자들과 의미 있고 좋은 관계를 유지하기 때문입니다. 또한 성직자가 사회적 측면을 돌보기도 하고, 때때로 경제적 문제나 환자 가족의 정서적 욕구를 돌보기도 합니다. 사회복지사는 우리 팀의 매우 중요하고 핵심적인 일원입니다. 우리는 학제간 팀으로서 다 함께 힘을 합쳐서 죽어가는 환자와 그 가족들의 모든 욕구를 보살필 수 있는 자원을 충분히 갖추어야 합니다.

제10장

의료진의
또 다른
문제들

의사, 간호사, 성직자, 사회복지사 등 환자를 돕는 직업을 가진 사람들은 최근까지 중환자나 시한부 환자를 돌보는 일에 있어서 도움과 훈련을 거의 받지 못했다. 우리는 1966년부터 '죽음과 죽어감'이라는 이름의 세미나를 열기 시작했고, 그 당시에 이 세미나는 죽어가는 환자들을 돌보는 일을 하는 다양한 의료 전문가들을 훈련시키는 미국 내 유일한 학제간 세미나였다. 그렇기 때문에 병원에서 일하는 사람들이 자신의 특별한 역할에 관련하여 여전히 많은 의문들을 품고 있다는 사실은 전혀 놀라운 일이 아니다. 많은 의료진은 죽어가는 환자들과 '지나치게 깊은 관계를 맺게 될까 봐' 두려워한다. 어떤 의료진은 회복할 수 있는 환자들이 자신들을 절실히 필요로 하는데도 불구하고 죽어가는 환자들과 '지나치게 많은 시간'을 보내야 한다는 사실에 충격을 받는다. 대부분의 의료진은 죽어가는 환자들을 더 많이 돕고 싶어 하지만 어떤 말을 해야 할지 혹은 어떤 행동을 해야 할지 몰라서 갈팡질팡한다.

가장 크고 계속 반복되는 문제는 권위와 의사소통의 문제, 서로에 대한 확신과 상호 신뢰의 문제이다. 전통적인 의료 체계에서 환자에게 진단명과 치료 계획에 대해 이야기하는 것은 담당 의사의 독점적인 역할이었다. 이는 담당 의사가 자신의 환자와 친밀한 관계를 맺고, 환자의 가족들을 잘 알고, 시간을 내서 환자 옆에 앉아서 가족들이 알아야 할 것들을 설명해주는 한 만족스러웠다. 하지만 현대 의학의 도입, 도시화, 전문화가 진행되면서 이러한 오래된 스타일의 의사와 환자 간의 관계는 점차 자취를 감추고 있다. 대형 대학 병원에 입원해 있는 환자들은 수십 명의 전문의, 레지던트, 인턴, 엑스턴, 그리고 훨씬 더 많은 수의 간호사들을 밤낮으로 만난다. 그들 중 누구와도 친밀한 관계를 맺는 일이 없는 경우가 태반이다. '환자를 돕는 의료진'의 수가 더 많아질수록 의사소통은 더 빈약해지고 환자의 다양한 욕구를 돌보는 일을 누가 해야 하는지 결정하기는 더 어려워진다.

예전에 간호사들은 대부분의 시간 동안 환자들을 직접 돌봤다. 요즘 간호사들은 차트를 작성하고, 서류 작업을 하고, 현대의 복잡한 의료 기기를 체크하고, 다음 근무자에게 환자 정보를 전달하느라 과중한 업무에 시달리고 있다.

이처럼 점점 더 복잡해져가는 의료 체계 안에서 환자는 자신의 전해질 수치보다 덜 중요하게 취급될 수 있다. 레지던트는 환자의 혈구 수치는 알지만 환자의 아이가 갑자기 병에 걸렸다는 사실은 모를 수도 있다. 환자가 죽음에 대해 어떻게 생각하는지 환자의 종교적 신념이 무엇인지 누가 조금이라도 알겠는가?

병원의 크기가 커지고 전문가의 수가 증가하고 더욱더 많은 첨단 의료 기기들이 도입되면서(이러한 현실은 간호사를 기계공학자로 만든다.) 의료진이 겪는 문제들은 계속 늘어날 수밖에 없다. 우리는 이러한 추세를 늦출 수는 없지만 잠시 동안 멈춰 서서 스스로에게 물어볼 수는 있다. 우리가 현재 하고 있는 일들을 '왜' 하고 있는지를 말이다. 우리는 병원을 위해 혹은 특정 상사의 욕구를 충족하기 위해 일하고 있는 것인가, 아니면 정말로 환자를 위해서 일하고 있는 것인가?

또한 우리는 함께 일하는 사람들에 대해 불평하기를 잠시 멈추고 그들의 문제에 공감하려 노력할 수 있다. 그럼으로써 그들의 불안과 욕구를 더 잘 이해할 수 있다. 가끔 우리 모두에게는 기대어 울 수 있는 어깨가 필요하다. 우리 모두에게는 이따금 감정을 표출할 수 있는 '통곡의 방'이 필요하다. 만약 우리가 자신의 욕구와 감정, 좌절감과 기쁨을 서로 공유한다면, 대형 대학 병원도 개인적 성장과 학제간 협동을 위한 더 나은 곳이 될 수 있을지도 모른다.

자신의 환자들에게 죽음에 대해 말하기를 거부하는 의사들에게 어떻게 대처해야 할까요?

저는 당신이 의사의 결정을 존중해야 한다고 생각합니다. 하지만 어떤 사람도 당신에게 환자의 옆에 앉아서 이야기를 들어주는 일을 금지할 수는 없습니다. 이때에 환자는 자신의 유한함에 대해 어떻게 생각하는지 당신과 공유할 수 있을 것입니다. 이는 환자를 돕는 직업을 가진 사람인 성직자, 간호사, 사회복지사 혹은 환자의 친구 누구에게나 마찬가지입니다.

왜 많은 의사들이 자신의 죽어가는 환자들의 죽음에 대처하는 것을 그렇게 힘들어할까요?

가장 큰 문제 중의 하나는 우리가 의사들에게 의과 대학에 재학하는 4년 동안 치유하고, 치료하고, 생명을 연장하는 법만 훈련시킨다는 점입니다. 이들이 '죽음과 죽어감'에 관련하여 받는 유일한 교육은 부검을 요청하는 방법뿐입니다. 그러므로 이들이 '자신의 눈앞에서 죽어가는 환자들'을 자신의 실패로 여길 때가 많은 점도 충분히 이해가 갑니다. 이들은 회복할 가능성이 없는 환자들에게 좋은 의사가 되어주는 방법에 대해 훈련을 받은 적이 전혀 없기 때문입니다.

한밤중에 기꺼이 오려고 하는 인턴, 의사, 사회복지사, 성직자가 한 명도 없는 환자에게 뭐라고 말씀하시겠습니까?

제가 직접 거기에 가겠습니다.

병원 의료진이 죽어가는 환자들과 그들의 가족들을 돕도록 어떻게 교육시킬 수 있을까요?

> 모든 병원은 시한부 환자들의 문제들을 논의하는 세미나, 워크숍, 혹은 세션을 갖추어야 합니다. 이러한 자리에서 의료진은 자신의 감정, 좌절감, 고통을 공유할 수 있고 팀으로 힘을 합쳐 이러한 문제들과 싸우려 노력할 수 있습니다.

작은 개인 병원에서 간호진은 죽어가는 환자들과 그들의 가족들에게 어떻게 대처해야 할까요? 이곳에서는 병원장이 치료와 간호에 대한 모든 책임을 떠맡고 있고 말기 상태에 대해 환자나 가족에게 이야기하지 않습니다.

> 병원 관계자 중 누군가가 병원장과 이야기를 나누면서 이러한 '완전한 책임'에 대한 그의 이유를 들어볼 수 있을 것입니다. 그는 자신의 짐을 간호진, 병원 원내 목사, 혹은 사회복지사와 나눠 질 수 있다는 사실을 모르고 있을 수도 있습니다. 환자를 돕는 직업을 가진 이러한 구성원들이 다른 구성원들로 하여금 불치병과 대면하도록 기꺼이 돕고자 한다면 말입니다. 팀 회의를 가지되 병원 행정 관리자를 꼭 참여시키십시오. 매우 중요한 사람이지만 빼먹을 때가 많습니다.

가능하시다면 다음 문제에 대한 의견을 말씀해주시겠습니까? 문제의 원인을 밝히기 위해 매일매일 여러 검사를 받고 있는 환자를 병원 관계자가 어떻게 도울 수 있을까요? 이 환자는 신체 질환의 명시적 징후를 보이지 않습니다. 그렇지만 며칠이 몇 주로 바뀌었고 마지막 진단명은 '병인 불명'입니다. 진단서에는 '지속적 관찰이 필요함'이라는 말이 첨부돼 있습니다. 박사님이 말씀하신 것과 똑같은 기법을 적용해야 할까요?

> 위기를 겪는(시력 상실이든, 걷는 능력의 상실이든, 검사 결과와 최종 진단을 기다리면서 병원에 머물러야 하기 때문에 집에 갈 수 없든 어떤 문제든 간에) 모든 환자, 모든 인간은 죽음의 단계들과 똑같은 단계들을 겪을 때가 많고 최종 진단이 나올 때까지 때때로 매우 분노하고 우울해하고 협상을 하기도 합니다. 환자가 어떤 병인지 알 수 없다면 이는 심리적인 문제일 경우가 매우 많습니다. 이 환자는 일반적 정밀 검사의 일환으로 정신 감정을 받아봐야 합니다. 그러면 정신과 의사는 환자가 긴 입원 기간, 비싼 입원비, 뚜렷한 결과 없는 끝없는 검사에 대처하도록 도울 수 있을 것입니다.

의대생으로서 제가 병동에서 죽어감이라는 문제에 대해 고민해본 것은 'DNR(do not resuscitate)*'를 선고할 때가 유일했습니다. 하지만 저는 이 결정이 오직 의사들과 의료진만을 위해 내려진다고 생각됩니다. 이 문제와 관

• 소생 금지. 환자의 요구로 호흡 정지 등의 위급한 상황에서도 심폐 소생술 등의 조치를 하지 않는 것을 의미한다. 넓은 의미로는 적극적인 치료를 하지 않는 소극적 안락사의 개념으로 보기도 한다. 이는 시한부 환자가 무의미한 생명 연장을 거부할 수 있는 권리이다.

련하여 고려해야 할 사항들을 추천해주시겠습니까?

저는 중환자실에 있는 모든 환자에 대해서 의료진이 한 팀을 이루어 논의를 해야 한다고 생각합니다. 이 팀에는 간호사, 사회복지사, 성직자, 그리고 당연히 환자의 치료에 관여한 의사들이 포함돼야 합니다. 그리고 그러한 결정은 환자의 바람과 환자 가족의 바람을 고려하여 공동 결정으로 내려져야 합니다.

"진통제 투여 시간에 10분 늦으셨군요. 커피 타임이었나 봐요?"라고 말하는 환자에게 뭐라고 말해야 할까요?

일단 환자에게 진통제가 투여되기를 기다리면서 고통을 참으며 침대에 누워 있는 것이 얼마나 힘든지 이해한다고 강조하십시오. 만약 당신이 정말로 늦었다면 환자에게 사과를 해야 합니다. 휴식을 취하느라 늦어서 미안하다고 말하십시오. 만약 당신이 환자의 고통에 대한 이해를 표현하고 자신의 실수를 솔직하게 인정할 수 있다면, 환자와의 관계가 훨씬 더 좋아질 것입니다. 그리고 환자는 당신의 욕구 또한 존중할 것입니다. 잠깐 커피 타임을 갖는 것 같은 일도 말입니다. 그리고 다음번에는 환자에게 진통제를 투여한 '후에' 커피 타임을 더 맘껏 즐길 수 있을 것입니다.

가족이나 가까운 친구가 전혀 없어서 대도시 시스템 안에서 한 시설에서 다

른 시설로, 이 병동에서 저 병동으로 옮겨지고 있는 환자를 관리할 수 있는 방법에 대해 말씀해주십시오.

저는 당신이 제가 어떤 대답을 할지 알고 있으리라 생각합니다. 가족이 없는 대부분의 사람들이 이리저리 옮겨 다녀야 할 때가 많다는 사실은 슬픈 현실입니다. 하지만 이러한 환자들을 받아주고 진심으로 간호하는 병원들도 여러 군데 있습니다. 저는 우리와 같은 시스템에서는 이러한 환자에게 친구를 찾아줘야 한다고 생각합니다. 환자가 어떠한 시설이나 병동으로 옮겨지든 환자를 방문할 친구 말입니다. 당신이 그러한 특별한 친구가 되어줄 수도 있습니다.

저는 신장 전문의이고 만성 신부전증 때문에 1주일에 3번씩 혈액 투석을 받아야 하는 환자들을 치료하는 팀에 속해 있습니다. 우리의 환자들 중 일부에게 우리의 '도움'은 살아감의 연장이라기보다 죽어감의 연장에 가까운 것처럼 보입니다. 몇몇 환자들은 제가 '부정으로 인한 무절제'라고 부르는 현상을 보이면서 약물 복용하는 것을 일부러 '잊어버리거나' 자신의 의학적 문제에 중요한 영향을 미치는 식단 제한을 유지하지 않습니다. 혈액 투석 팀이 딜레마로 느끼는 다음과 같은 문제에 대해 의견을 말씀해주시겠습니까? 환자가 자기 자신을 더 잘 보살피도록 도울 필요성을 느끼면서도, 환자에게 자신의 감정을 표현하도록 허용하는(부정도 일부분 도움이 되기 때문입니다.) 딜레마 말입니다.

혈액 투석을 받는 환자들은 종종 이러한 문제들을 일으

킨다는 점에서 매우 대하기 힘든 환자들입니다. 부정으로 인한 무절제에 빠지거나 약을 복용하는 것을 잊어버리는 환자들은 우리가 '수동적 자살'이라고 부르는 것의 후보자들입니다. 이들은 마음속으로는 희망을 포기할 준비가 되어 있는 환자들입니다. 이들은 마음속의 저울을 이용해 이러한 모든 노력·제약·비용과 현재 삶의 질을 저울질해 보고 있습니다. 이러한 행동을 보이는 환자들과는 반드시 이야기를 나눠봐야 합니다. 치료 팀은 이러한 환자와 때때로 만나서 치료 팀이 어떻게 하고 있는지 그리고 환자가 어떻게 하고 있는지 재평가하고 상호간의 행동을 이해하려 노력하는 것이 좋습니다. 혈액 투석 팀이 환자의 한계들을 받아들이지 못하고 환자에 대해 비현실적인 희망을 품은 채 지나치게 애쓰는 경우 또한 많습니다. 하지만 이는 환자들이 수동적 자살을 할 확률만 크게 높일 뿐입니다.

외상을 심하게 입은 환자들이 가장 심하게 아픈 시간 동안 가족을 만나도록 허용하지 않는 병원 규정에 대해 박사님의 의견을 듣고 싶습니다. 전화, 카드, 편지, 카세트 녹음은 허용됩니다.

전화, 카드, 편지, 카세트 녹음이 대체하고 있긴 하지만 이것들은 그러한 위기 동안 환자의 손을 잡아줄 수 있는 따뜻하고 배려심이 많은 사람을 대신할 수 없습니다. 저는 이러한 제한이 병원만의 편의를 위해서 이용되고 있다고 생각합니다. 중상을 입은 환자나 화상을 입은 환자는 방문객들이 드나들지 않을 때 더 빨리 회복하는 것이 사실이기는 합니다. 하지만 저는 가족 한 명이 제한 없이 중환자 옆에 머무를 수 있도록 허용해야 한다고 생각합니다. 중환자에게 계속 싸움을 지속할 용기를 주고 궁극적으로 '회복하도록' 도울 수 있는 사람은 사랑하는 가족일 경우가 많기 때문입니다. 저는 환자 방문 시간을 제한하는 것을 반대합니다. 환자가 심하게 아프거나 죽음에 가까워진 것처럼 보이는 중환자실에서도 말입니다. 1시간에 5분이나 10분으로 면회 시간을 제한하는 것은 비인간적입니다. 위독한 환자들에게도 그렇고 환자의 가족들에게도 그렇습니다. 환자의 가족들은 이날이 환자의 삶의 마지막 날이 될지도 모른다고 생각하면서 고통과 혼란에 싸인 채 대기실에서 기다려야만 합니다.

죽어가는 환자들을 위해 성직자가 할 수 있는 역할에 대해 의견을 말씀해주십시오.

우리는 수백 명의 시한부 환자들을 인터뷰하고 관찰했습니다. 병원 원내 목사들의 도움이 없었다면 이 작업을 해낼 수 없었을 것입니다. 환자의 가족들이 정신과 의사를 만나고 싶어 하지 않을 때 혹은 그들이 제삼자가 '환자와 죽어감에 대해 이야기할까 봐' 두려워할 때, 병원 원내 목사는 환자의 가족들이 병실에 들어오도록 허용하는 유일한 사람입니다. 성직자를 거부하는 사람은 거의 없습니다. 당연히 성직자의 분명한 역할은 환자를 영적으로 돕는 일입니다. 환자와 함께 기도하고, 환자에게 마지막 종교 의식을 해주고, 환자의 종교적 욕구와 관련된 질문들에 대답해주는 것입니다. 성직자는 포괄적 간호(total care)*라는 팀 목표에서 핵심적인 일원이 되어야 합니다. 많은 경우 환자들은 자신이 가톨릭교도가 아닌 경우에도 신부를 필요로 합니다. 혹은 랍비가 기독교 환자를 도울 수도 있습니다. '그들이 서로를 좋아하기' 때문입니다. 성직자는 종파적인 영역에서 필요할 뿐만 아니라 학제간 팀 접근법의 핵심적인 일원으로서도 역할을 합니다. 그리고 매우 좋은 결과를 낳습니다.

왜 혹은 어떻게 우리는 환자로부터 우리를 떨어뜨려 놓는 모니터 같은 기기들을 없앨 수 있을까요? 저는 심장 모니터상으로 어떤 환자를 개인 간호하다가, 모니터만 볼 것이 아니라 그 환자를 직접 체크했어야 했다는 사실을 뒤늦게 깨달았습니다. 그 환자는 그로부터 3시간 만에 제 눈앞에서 죽었습니다.

저는 우리가 간호사들에게 죽어가는 환자들과 관계를 맺는 구체적인 방법을 가르쳐야 한다고 생각합니다. 간호사들은 중환자실이나 암 병동을 떠날 때 '기어를 전환하고'

• 병의 치료만이 아니라, 생활의 질이나 정신 면에까지 의료 활동을 미치게 하려는 것.

자유로워질 수 있어야 합니다. 현재 중환자실 간호사들에게 요구되는 것처럼 하루에 8~9시간 근무하면서 시한부 환자들 한 명 한 명을 헌신적으로 간호하기란 불가능에 가깝습니다. 이러한 환경에서 할 수 있는 유일한 방법은 감정을 완전히 배제하거나 환자를 기계적으로 돌보는 방법뿐입니다. 이 과정에서 환자를 간호하는 일은 비인간적인 업무로 변질되고 말 것입니다. 제가 꿈꾸는 이상적인 병원의 중환자실은 간호사들이 하루에 4시간만 일하는 곳입니다. 이러한 곳에서 간호사들은 환자들 한 명 한 명에게 관심을 기울이면서 동시에 인공호흡기와 모니터들을 체크할 수 있습니다. 그러고선 하루의 나머지 시간 동안에는 육아 상담소에서 일을 하거나 서류 작업을 할 수 있습니다. 신경을 많이 써야 하는 고단한 업무로부터 회복할 수 있도록 말입니다. 어떤 사람이 혼자서 하루에 9시간 동안 한 환자를 체크하는 것은 불가능합니다. 우리는 인간으로서 우리가 가지는 한계를 인정해야만 합니다. 죽어가는 환자들을 대하는 상담사들도 그러하고 중환자실에서 일하는 간호사들은 특히 그러합니다.

박사님과 같은 일을 하는 팀의 일원에게 필요한 전문적인 요건은 무엇일까요? 죽어가는 환자들에 대한 박사님의 이러한 접근법에 관심이 있는 병원이 뉴욕 지역에도 혹시 있나요?

요즘 점점 더 많은 사람들이 죽어가는 환자들을 위한 특별 병동이나 런던에 있는 시슬리 손더스의 호스피스 병원 같은 특별 호스피스 병원이나 특별 병원에 관심을 보이고 있습니다. 현재 Hospice, Inc.라는 새로운 호스피스 병원이 코네티컷 주의 뉴헤이븐에 만들어지고 있는 중입니다. 이는 말기 환자들에게 최종 간호 서비스를 제공하는 또 다른 시도이고, 런던에 있는 세인트 크리스토퍼 호스피스 병원을 모델로 삼아 미국에 세워지는 최초의 병원들 중 하나입니다. 이러한 특별 병동이나 특별 호스피스 병원에는 간호조무사부터 통증 완화 전문가에 이르기까지 환자를 돕는 다양한 직종의 인력이 필요합니다. 시한부 환자들과 함께 일하는 것에 관심이 있는 사람이라면 이 새로운 호스피스 병원에 연락해보면 좋을 것입니다.

저는 죽음에 대한 간호직의 태도에 관해서 석사 학위 논문을 쓰고 있습니다. 저는 환자가 죽어가는 과정을 잘 통과하도록 돕기 위해 간호사들이 알아야 할 것들에 관해 전문 문헌에서 제시하는 조언들에 대해 점점 더 걱정이 됩니다. 가령, 그 문헌에는 의료진이 환자가 평생 동안 유지해온 대응 기제가 무엇이었으며 현재는 무엇인지, 그리고 환자의 생활 방식이 어떤지 등에 대해 알아야 한다고 나와 있습니다. 하지만 이러한 정보를 상세히 알고 있는 사람은 환자의 직계 가족뿐일 것 같습니다. 그들이 환자와 오랫동안 가까이서 지낸 유일한 사람들이기 때문입니다. 의대생들과 의료진에게 환자에 대해 이러한 정보를 알아야 한다고 기대한다면 그들은 좌절감을 느끼게 되나요? 비전문가들이 죽어가는 환자들에 관한 학회에 어떠한 도움을 줄 수 있을까요? 이들은 환자가 죽어가는 과정을 잘 통과하도록 돕는 일에 있어서 효과적인 역할을 할 수 있을까요?

죽어가는 환자를 돕기 위해서는 정신분석 전문의나 정신과 의사가 되어야 한다고 생각하는 것은 잘못된 생각입니다. 죽어가는 환자를 돕기 위해서 반드시 환자의 전체 인생사와 배경, 그리고 환자의 대응 기제를 알아야 할 필요는 없습니다. 사실, 우리는 환자의 차트를 읽지 않거나 환자에 대한 정보를 거의 모를 때 환자를 더 잘 도울 수 있는 경우가 많습니다. 우리는 환자의 이야기에 귀를 기울이는 훈련을 해야 합니다. 만약 당신이 환자의 이야기에 유심히 귀를 기울인다면, 환자는 자신이 직면한 문제와 관련된 질문들을 당신에게 던질 것입니다. 환자가 자신의 중병에 대해 통지를 받았는지 여부를 당신이 꼭 알아야 할 필요는 없습니다. 대부분의 경우 이는 차트에 적혀 있고 환자를 돕는 직업을 가진 사람은 '환자가 이 사실에 대해 이야기할 수 있다.'라는 생각을 가지고서 병실에 들어갑니다. 환자의 이야기에 귀를 기울이고 환자의 질문에 정직하고 솔직하게 대답하는 것이 중요합니다. 또한 당신 자신이 '죽음과 죽어감'이라는 주제와 관련하여 개인적으로 어떻게 느끼고 있는지가 훨씬 더 중요합니다. 아마 이를 가장 잘 보여주는 사례는 제가 몇 년 전에 '죽음과 죽어감'에 관한 세미나를 처음 개최하는 과정에서 만난 흑인 청소부일 것입니다. 그녀가 죽어가는 환자의 병실에 들어올 때마다 어떤 긍정적인 변화가 있었습니다. 어느 날 저는 그녀에게 다가가서 물었습니다. "죽어가는 환자들에게 어떻게 하시는 건가요?" 그녀는 매우 방어적인 태도를 취하며 자신은 청소만 했을 뿐이라고 거듭 강조했습니다. 서로에 대해 알려고 몇 주 동안 노력한 끝에 우리는 함께 커피를 마실 기회를 갖게 됐고 그녀는 빈민가에서 살았던 시절의 고통스러운 시간에 대해 이야기를 꺼냈습니다. 제가 왜 이런 이야기를 제게 하느냐고 막 물어보려던 찰나에 그녀는 병원에서 세 살짜리 아들을 무릎에 앉히고서 의사가 오기를 몇 시간 동안 기다린 적이 있다고 말했습니다. 그리고 그녀의 어린 아들은 병원 대기실에서 세상을 떠났다고 말했습니다. 그녀는 다음과 같은 말로 이야기를 끝맺었습니다. "죽음은 제게 낯설지가 않아요. 오랜 지인 같은 느낌이고 저는 죽음이 두렵지 않아요. 이따금, 죽어가는 환자들의 병실에 들어갔을 때 어떤 환자들은 무척 겁에 질린 것처럼 보일 때가 있어요. 그럴 때면 저는 그들에게 다가가 어루만지면서 이렇게 말할 수밖에 없어요. '그렇게 엄청나게 끔찍하지는 않을 거예요.'라고 말이에요." 본인 스스로 죽음을 수용했기 때문에 그녀는 자신의 평온한 마음을 환자들에게 전달하는 방식으로 그들을 위로할 수 있었던 것입니다.

저는 간호사입니다. 저는 죽어가는 환자의 손을 잡은 채 앉아 있었습니다(단지 그에게 제가 보살피고 있고, 공유하고 있고, 그곳에 있다는 사실을 알리기 위해서 였습니다.). 이때 저를 감독하는 수간호사가 제게 신경 끄고 일어서서 업무나 보라고 했습니다. 도와주세요!

　　도움이 필요한 사람은 당신이 아니라 바로 그 수간호사입 니다.

간호진이 다음과 같은 상황에 대처하도록 어떻게 도울 수 있을까요? 담당 의사가 환자로 하여금 자신의 상태를 알지 못하게 해야 한다고 고집을 피웁 니다. 환자가 중병, 즉 암에 걸렸고 말기인데도 불구하고 말입니다. 그러한 이유로 간호진은 환자를 피하고 싶어 합니다. 환자가 자신의 상태와 관련된 질문을 던질까 봐 두렵기 때문입니다.

　　이 질문은 죽어가는 환자들에 관한 모든 워크숍과 세미 나에서 끊임없이 나오는 질문입니다. 담당 의사가 이 환자 를 매우 잘 알고 있고, 이 환자가 생의 마지막 순간까지 죽음을 부정할 필요가 있는, 소수의 이례적인 환자들 중 한 명일지도 모릅니다. 이러한 경우 환자에게 그가 시한부 환자라고 말하지 않는 편이 더 나을 수도 있습니다. 하지 만 환자는 조만간 자신이 중병에 걸렸다는 사실을 알게 될 것이고 만약 담당 의사가 환자에게 솔직하게 말할 수 없다면 환자는 성직자나 간호사에게 더 집요하게 질문들 을 던질 것입니다. 그 누구도 당신이 환자의 이야기를 들 어주고 솔직하게 대답해주는 것을 막을 수 없습니다. 만 약 환자가 당신에게 자신이 암에 걸렸느냐고 물어본다면 일단 그 사실을 담당 의사에게 알리십시오. 담당 의사는 병의 진단과 관련된 질문들에 대답할 수 있는 유일한 사람입니다. 만약 환자가 간호사인 당신에게 자신이 회복되고 있는 것 같지 않다거나 통증이 점점 더 심해진다고 말한다면, 당신은 환자의 옆에 앉아서 환자에게 공감을 표현하고 최대한 환자를 위로하려고 노력할 수 있습니다. 대부분의 환자들은 어떤 간호사가 자신을 피하지 않고 옆에 있어줄 수 있는지를 매우 빨리 알아차립니다. 그런 다음 환자는 간호사에게 자신이 어느 정도까지 알고 있는지 말할 것이고 간호사가 대답할 수 있는 수준의 질문들을 던질 것입니다. 간호사로서 당신은 다음과 같이 솔직하게 말할 수 있습니다. "오직 담당 의사만이 환자분에게 진단을 내릴 수 있어요. 제가 할 수 있는 일은 당신의 이야기를 들어주는 거예요. 무엇이 문제인가요?" 곧 환자는 당신에게 자신의 혼란을 설명할 것이고 당신은 그를 도울 수 있을 것입니다.

간호사들은 의사, 병원, 환자와 협력을 해야 하므로 3중으로 묶여 있습니다. 담당 의사가 환자에게 진단명을 알리거나 죽음과 예후에 대해 이야기하지 말라고 구체적인 지시를 내렸습니다. 하지만 환자는 그러한 논의를 하고 싶다는 의사를 명백히 밝혔습니다. 이러한 경우에 간호사는 어떻게 해야 할까요? 간호사의 법적 책임은 무엇이고 윤리적 책임은 무엇인가요?

앞에서 나온 몇 가지 질문들에서 간략히 말한 것처럼, 일단 간호사들은 환자에게 진단을 내려서는 안 됩니다. 만약 간호사가 자신의 본분에서 벗어나서 행동한다면, 담당 의사가 간호사를 해고할 수도 있고 팀의 단결력이 매우 약해질 수도 있습니다. 그 대신 간호사는 환자를 여러 다른 방법으로 도울 수 있습니다. 일단 병원 원내 목사에게 환자를 방문해달라고 부탁할 수 있습니다. 그렇게 하면 환자는 자신의 생각을 목사에게 털어놓을 수 있을 것입니다. 또한 환자는 만약 간호사가 그 주제를 피하지만 않는다면 간호사와도 자신의 생각을 공유할 수 있습니다. 가장 좋으면서도 가장 어려운 방법은 어려움을 겪고 있는 것처럼 보이는 담당 의사와 직접 대화를 나누는 것입니다. 그리고 그에게 간호사 자신의 감정을 이야기하고 환자에게 더 솔직하게 이야기하고 싶은 바람을 피력하는 것입니다.

일반적으로 의료진에는 두 가지 유형의 간호사가 있습니다. 한 유형은 박사님이 말씀하신 개념들을 믿는 간호사들이고, 다른 유형은 그렇지 않은 간호사들입니다. 우리는 이들에게 어떻게 해야 할까요?

이렇게 대답하면 가장 좋을 것 같군요. 세상에는 사후 세계를 믿는 사람들과 믿지 않는 사람들이 있습니다. 사후 세계를 믿지 않는 사람들을 억지로 변화시키려고 노력하지 마십시오. 당신이 느끼는 편안함과 만족감만으로도, 당신은 당신이 생각하는 개념들이 유용하다는 사실을 다른 사람들에게 훨씬 더 잘 전달할 수 있습니다. 그 개념들이 죽어가는 환자들과 함께 일할 때뿐만 아니라 일상생활에서도 매우 유용하다는 사실을 말입니다. 죽어가는 환자들에게 마음을 터놓고 솔직하게 대하는 것이 좋다고 생각하지 않는 간호사들도 머지않아 당신이 환자들과 좋은 관계를 유지하고 있다는 사실을 알아차릴 것입니다. 당신이 하루가 끝날 때쯤에 우울해하거나 힘들어하거나 탈진하지 않고 오히려 죽어가는 환자들과 매우 만족스러운 순간들을 보낸다는 사실을 목격할 것입니다. 이럴 때 당신은 환자들이 '당신의 눈앞에서 죽어간다는' 사실에도 불구하고 자신이 환자들을 진심으로 도울 수 있다고 느낍니다. 마침내 그들은 차이점을 느낄 것이고 그 결과 더 많은 간호사들이 당신 편에 서게 될 것입니다.

(유능한, 그리고 죽어가는 환자가 원하는) 비전문가들은 어떻게 의사들과 간호사들의 은밀한 방해 공작을 물리치고서 환자에게 위안을 주고 환자를 도울 수 있을까요? 이는 때때로 매우 어렵습니다. 의사들과 간호사들은 제삼자들을 원하지 않습니다. 환자가 이미 알고 있지만 의사나 간호사와 공유하지 않는 사실에 대해 제삼자들이 알게 되고 이를 누설할까 봐 그렇습니다.

당신은 병원에서 공식적인 자원봉사자가 될 수 있습니다. 그리고 만약 당신이 일을 잘 해낸다면 의료진은 이내 당신이 만들어낸 변화를 알아차릴 것입니다. 의료진은 당신이 죽어가는 환자들 중 일부, 즉 약간의 시간을 더 필요로 하는 환자들에게 관심을 기울인다면 매우 고마워할 것입니다. 긴급 호출을 받거나 다른 의무들에 둘러싸여 있지 않은 누군가가 죽어가는 환자들 옆에 조용하고 차분하게 앉아 있어준다면 대부분의 사람들이 고마워할 것입니다. 물론 일부 사람들은 질투하고 몇몇 사람들은 분개하겠지만 말입니다.

만약 죽어가는 환자가 입원해 있는 층에 근무하는 간호사가 의료진, 즉 의사들과 간호사들 모두가 환자를 피하고 있다는 사실을 발견한다면, 어떤 행동을 취해야 좋을까요? 회의를 해도 아무런 효과가 없는 것 같다면 말입니다.

그 간호사는 매일 자기 자신의 업무를 시작하기 이전이나 이후에 몇 분씩 짬을 내서 죽어가는 환자를 방문할 수 있습니다. 환자에게 많은 시간을 할애할 필요는 없습니다. 만약 정기적으로 들르면서 자신을 방치하지 않는 사람이 단 한 명이라도 있다면 환자는 도움을 받을 수 있습니다.

환자를 돕는 직업을 가진 사람은 어떻게 하면 담당 의사가 환자나 사회복지사와 솔직하게 터놓고 말하도록 도울 수 있을까요? 최소한 누군가가 환자를 돕기 위한 시도라도 할 수 있게 말입니다.

같은 층에 근무하는, 환자를 돕는 다양한 직업을 가진 사람들과 회의나 세미나를 열어보십시오. 그리고 시한부 환자들을 치료하면서 겪는 서로의 어려움에 대해 이야기를 나누십시오.

제가 경험한 바로는 시한부 환자를 치료하는 의사들, 특히 내과 전문의들은 불치병과 죽음에 관련된 문제들을 다루는 일에 있어 무신경하고 준비가 잘 되어 있지 않은 것 같습니다. 이러한 상황을 어떻게 개선할 수 있을까요? 특히 화학 요법 치료를 받는 환자나 백혈병 아동 환자의 부모와 같은 외래 환자들의 측면에서 말입니다.

첫 번째로, 우리는 의술을 다루는 의과 대학에 이 문제와 관련된 과목들을 개설해야 합니다. 그렇게 하면 좀 더 많은 의사들이 시한부 환자들에게 더 잘 대처하고 환자를 더 편하게 대하게 될 것입니다. 두 번째로, 우리는 외래 환자 클리닉에 '통곡의 방'을 마련할 수 있습니다. 병원을 정기적으로 방문하고 자신의 감정이나 두려움을 표출할 필요가 있는 사람들은 이곳에서 환자를 돕는 직업을 가진 사람이나 훈련받은 자원봉사자와 함께 앉아서 자신의 욕구에 대해 이야기할 수 있을 것입니다. 세 번째로, 외래 환자 클리닉은 정기적으로 병원을 방문하는 환자들과 백혈병 아동 환자의 부모들을 위해 집단 심리 치료를 시작할 수 있습니다. 이러한 집단 심리 치료에 참여한 사람들은 모두 큰 도움을 받은 것으로 밝혀졌습니다.

저희 병원에는 암 전문 병동이 따로 있습니다. 끊임없는 감정 소진에 대처하도록 의료진을 도울 수 있는 좋은 방법이 없을까요? 시간이 흐를수록 의료진은 환자들과 정서적으로 깊이 관계 맺지 않으려 하는 경향이 강해지고 있습니다.

암 병동과 종양학과에는 반드시 작은 공간을 마련해서 의료진이 함께 모여서 자신들의 본능적인 반응, 욕구, 불안, 혼란을 서로 공유할 수 있게 해야 합니다. '배터리를 충전할 수 있는' 이러한 모임을 가지지 못하면 의료진은 감정이 모조리 소진된 나머지 뒤로 물러서거나 업무에서 감정을 완전히 배제해버리거나 환자를 기계적으로 돌볼 수밖에 없습니다.

간호사는 담당 의사가 환자에게 진단에 대해 무슨 말을 했는지 자세히 알아야 할까요?

대부분의 간호사들은 환자가 무슨 말을 들었는지 자신이 반드시 알아야 한다고 생각합니다. 그렇지만 담당 의사가 환자에게 무슨 말을 했는지는 크게 중요하지 않습니다. 훨씬 더 중요한 것은 환자가 어떠한 방식으로 들었는지 하는 문제입니다. 이는 차트 어디에도 적혀 있지 않습니다. 그렇기 때문에 담당 의사가 환자에게 말할 때 간호사가 그 자리에 함께 있지 않은 이상 간호사가 이에 대해 알 도리가 없습니다. 죽어가는 환자에게 불편함을 느끼지 않는 의사는 환자에게 발병 초기에 병의 심각성에 대해 말할 것이고 환자가 묻는 모든 질문에 솔직하게 대답할 것입니다. 그리고 이러한 환자들은 희망을 보여주기만 한다면 병에 훌륭하게 대처해 나갑니다. 만약 시한부 환자와 일하는 간호사가 환자가 무슨 말을 들었는지 잘 모른다면 그저 환자의 말에 귀를 기울이는 편이 좋습니다. 그러면 환자는 자신이 하고 싶은 이야기를 간호사와 나눌 것입니다. 또한 환자는 자신이 얼마나 많이 알고 있는지에 대해 간호사에게 이야기할 것입니다. 간호사들은 환자의 이러한 욕구가 시시때때로 바뀌고 상대방이 누구인지에 따라 달라진다는 사실을 잘 이해해야 할 필요가 있습니다.

어떻게 하면 간호사들은 계속해서 예외적인 수단들을 사용하는 담당 의사를 더 잘 이해하고 그와 함께 일할 수 있을까요?

이러한 경우에는 학제간 세미나를 시작해야 한다고 생각합니다. 환자를 돕는 직업군의 다른 일원들이 담당 의사에게 문제를 제기할 수 있도록 말입니다. 이들은 최소한 그러한 예외적인 수단들에 대해 자신들이 느끼는 양가감정을 표현할 수 있을 것입니다.

박사님은 처음에 환자에게 어떻게 접근하십니까? 환자가 죽어감에 관해 이야기하도록 하려면 간호사는 어떻게 해야 할까요? 아무렇지도 않게 병실로 걸어 들어가서 바로 죽어감에 대해 이야기하기 시작하는 것은 불가능할 것 같습니다. 또한 많은 의사들은 환자들에게 죽음에 대해 이야기하기를 원하지 않습니다(주로 환자 가족의 요청에 따라서 말입니다.). 그리고 만약 간호사가 죽음이 임박했다고 넌지시 알린다면 이 간호사는 일자리를 잃을 가능성이 높습니다.

맞습니다. 환자에게는 그의 죽음이 임박했다는 사실을 말해서는 안 됩니다. 환자들과 죽어감에 대해 이야기하거나 그들이 불치병에 걸렸다는 사실을 말하지 마십시오. 이는 치료에 매우 이롭지 않으며 도움도 되지 않습니다. '죽음에 대해서 이야기하는 것'은 환자가 의학적 도움을 받을 수 있는 한계를 넘어섰다는 사실을 당신이 수용할 수 있는지와 관련되어 있습니다. 환자가 이러한 현실과 대면하고 당신에게 질문을 했을 때, 환자 옆에 앉아서 환자와 그것에 대해 이야기를 나눌지는 당신에게 달려 있습니다. 만약 당신이 불편함을 느낀다면, 당신은 그것을 부정하고 대화의 주제를 바꿀 것이고 그 결과 환자를 도울 수 없을 것입니다. 우리의 첫 번째 접근법은 일반적으로 환자를 방문해서 옆에 앉은 다음 조금이라도 이야기할 마음이 있는지 물어보는 것입니다. 만약 환자가 그렇다고 대답하면 우리는 환자에게 심하게 아프다는 것이 어떠한 느낌인지를 물어봅니다. 질문이 끝나기 무섭게 환자는 식이 제한, 고통의 증가, 의료진의 회피, 그리고 갖가지 문제들에 대한 불만을 토로합니다. 그러고 나서 2분 내지 5분 안에 환자는 외롭고, 우울하고, 고립된 시한부 환자로 지내는 것이 어떠한 느낌인지에 대해 이야기합니다. 때때로 우리는 병실에 들어가서 환자에게 병세가 어떠냐고 물어보기도 합니다. 한 환자는 깜짝 놀라면서 제 눈을 쳐다본 다음 이렇게 물었습니다. "정말 알고 싶으세요?" 제가 그렇다고 하자 환자가 말했습니다. "암세포가 온몸에 퍼졌어요." 몇 분 후에 우리는 말기 암 환자로 지내는 것이 어떤지에 대해 이야기를 나눴습니다. 또 다른 방법은 환자의 옆에 조용히 앉아서 이렇게 묻는 것입니다. "그것에 대해 이야기하고 싶으세요?" 그러면 환자는 자신의 마음속에 떠오르는 생각들에 대해 이야기를 할 것입니다. 만약 당신이 불편해하지 않는다면 환자는 자신의 마지막 치료라는 주제에 접근할 것입니다. 대화를 트는 또 다른 좋은 질문은 "힘드시지요, 그렇지 않나요?"입니다.

간호사로서 저는 죽어가는 환자와 관계를 맺은 적이 많습니다. 만약 환자와 관계를 맺는다면 그것은 그 환자에게 헌신해야 한다는 의미가 아닌가요? 환자가 저를 필요로 한다는 사실을 알지만 업무 환경 때문에 환자와 시간을 보낼 수 없을 때 어떻게 해야 할까요? 이러한 일이 환자를 낙담시킬까요? 환자가 이해해줄지 아닐지 아는 것이 제게는 매우 중요한 문제입니다.

안젤름 L. 슈트라우스(Anselm L. Strauss)와 바니 G. 글레이저(Barney G. Glaser)가 함께 쓴 『괴로움 (Anguish)』이라는 책을 읽어보십시오. 이 책을 보면 얼마나 자주 우리가 업무 환경 때문에 환자와 시간을 보낼 수 없다고 합리화하면서 환자를 회피하고 있는지 알 수 있습니다. 대부분의 경우 이는 죽어가는 환자를 마주할 때 느끼는 불편함의 반영과 핑계에 불과합니다. 만약 당신이 시한부 환자와 좋은 관계를 맺고 있는데 다른 층에서 근무하게 됐다면 퇴근하기 전에 2분만 시간을 내서 환자에게 들러 인사를 나누십시오. 죽어가는 환자들은 당신의 업무 책임에 대해 이해하고 있고 의료진이 정기적으로 다른 부서로 발령을 받는다는 사실 또한 알고 있습니다. 그들은 당신이 자신들과 연락을 끊지만 않는다면 당신을 용서할 것입니다. 만약 당신이 다른 건물로 발령을 받는다면 때때로 엽서 한 장을 보내거나, 혹은 때때로 전화 한 통을 걸면 족할 것입니다. 전화를 거는 데는 2분밖에 걸리지 않습니다. 당연히 가장 좋은 방법은 직접 잠깐 방문하는 것입니다. 방문 시간은 5분을 넘길 필요가 없습니다.

담당 의사가 환자에게 그가 죽어가고 있다는 사실을 알리지 않기로 결정한 경우 치료사는 어떻게 해야 할까요? 작업치료사인 저는 환자들로부터 심리적인 지지를 해달라는 요청을 자주 받습니다. 환자들은 죽음에 대해 이야기하고 싶어 할 때가 많습니다. 하지만 저는 제가 그들을 도울 수 없다고 느껴집니다. 마치 두 손이 등 뒤에 묶여 있는 느낌입니다.

당신의 두 손은 등 뒤에 묶여 있지 않습니다. 만약 환자가 당신에게 심리적인 지지를 해달라고 명시적으로 요청한다면 당신은 편하게 환자 옆에 앉아서 이야기를 나눠야만 합니다. 만약 환자가 죽음이라는 주제에 접근한다면 이에 대해서도 이야기를 나눠야 합니다. 환자가 대화를 시작하는 한, 그리고 환자가 부정의 단계에 있을 때 당신이 병실에 무작정 들어가서 "죽어간다는 건 어떤 느낌인가요?" 같은 질문을 던지지 않는 한, 어떤 주제에 대해서도 환자와 이야기를 나눌 수 있습니다. 그 누구도 당신이 환자의 말에 귀를 기울이고 반응하는 것을 막을 수 없습니다. 이를 명심하시기 바랍니다.

아마도 성직자, 간호사 등의 가장 큰 두려움은 어떤 반응을 구하고 있는 환자를 도우려고 애쓰는 동안에 느껴지는 긴장감 속에서 우리 자신을 믿지 못하는 것일 것입니다. 우리도 환자와 본능적 수준의 반응을 공유하고 싶습니다. 하지만 통제력을 잃어버리고 우리에게 요구되는 안정감을 제공하지 못할까 봐 두렵습니다. 그렇기 때문에 객관적인 임상 수준에서 반응을 유지하는 것이 좀 더 수월합니다.

객관적인 임상 수준에서 반응을 유지하는 것이 좀 더 수월할지도 모릅니다. 하지만 일단 한 사람의 인간으로서 환자의 병실에 들어가고, 그런 다음 전문적 역할로 들어간다면 환자에게 훨씬 더 큰 도움이 될 것입니다. 우리는 한 사람의 인간이고 감정과 본능적 반응을 가지고 있습니다. 그렇기 때문에 이러한 것들을 환자들과 공유할 수 있고 만약 그렇게 한다면 환자들도 고마워할 것입니다. 만약 당신이 오직 전문가로서만 병실에 들어간다면 절대로 환자를 진정으로 도울 수 없을 것입니다. 당신의 비탄, 슬픔, 괴로움, 때때로 고통을 환자와 공유할 수 있기 전까지는 말입니다.

저희에게는 심장 근육염에 걸린 10대 남자아이 환자가 있습니다. 심장 이식 후보자이기도 합니다. 이 남자아이는 죽음에 대해 전혀 준비가 되어 있지 않습니다. 만약 이러한 환자의 부모와 담당 의사가 간호진에게 환자의 병에 대해 환자와 이야기를 나누지 말라고 한다면 어떻게 대처하시겠습니까?

우선 당신은 담당 의사와 환자 부모의 지시를 존중해야 합니다. 하지만 이 어린 환자에게 당신의 사랑과 염려, 이해를 표현할 수는 있을 것입니다. 그리고 당신이 병실에 환자와 단둘이 있게 될 때 환자가 당신의 손을 잡고서 앞으로 있을 수술에 대해 질문을 던질지도 모릅니다. 만약 그렇다면 당신은 담당 의사에게 다음 회진 때 함께 자리해도 되는지 물어볼 수 있을 것입니다. 그리고 회진 때 환자 옆에 있으면서 환자가 담당 의사에게 질문을 던질 수 있도록 용기를 북돋워줄 수 있을 것입니다.

우리가 죽어가는 환자를 위해 어떠한 노력을 하고 있는지 담당 의사가 알게 하기가 힘들 때가 많습니다. 의학 교육 과정에서 이에 대해 취하고 있는 방편이 있습니까?

네, 있습니다. 현재, 예전보다 훨씬 더 많은 의과 대학들이 커리큘럼에 죽어가는 환자의 돌봄에 관련된 과목을 마련해놓고 있습니다.

박사님은 죽어가는 환자들이 보내는 많은 신호들을 감지하도록 훈련을 받았습니다. 그리고 이것은 박사님의 업무입니다. 그렇지만 간호사나 다른 의료진은 병동에서 다른 환자들을 돌보느라 매우 바쁩니다. 살아 있는 환자들에게 관여하고 있는 이들이 죽어가는 환자들의 상황에 어떻게 잘 대처할 수 있을까요? 근무 시간 후에 초과 근무를 하지 않는다면 어떻게 시간을 낼 수 있을까요?

당신은 죽어가는 환자들을 더는 살아 있는 환자들로 여기지 않는 것 같습니다. 이것은 문제라고 생각합니다. 저는 죽어가는 과정을 겪고 있는 환자 역시 다른 여느 환자와 마찬가지로 삶을 살아가고 있다고 생각합니다. 이들에게는 회복해서 집으로 돌아갈 다른 환자들과 똑같이 당신의 돌봄, 당신의 시간, 당신의 관심이 필요합니다. 죽어가는 환자들과 함께 일하고, 이들에게 귀를 기울이고, 이들이 보내는 신호를 감지하는 것은 사정이 더 나은 환자들을 대상으로 똑같은 일을 할 때보다 시간이 더 걸리지도 않습니다. 시한부 환자에게 별도의 관심을 보이는 일은 5분 정도밖에 걸리지 않습니다(그리고 때때로 이 5분은 나중에 있을지도 모를 1시간의 고통, 논의, 고민을 아껴줍니다.). 의료진은 죽어가는 환자에게는 요구 사항이 그리 많지 않다는 사실을 망각할 때가 많습니다. 그를 편안하게 해주고, 인간의 힘으로 할 수 있는 한에서 고통을 줄여주면 됩니다. 또한 그는 자신을 버리지 않는 단 한 사람만 있다면 많은 것을 바라지 않습니다. 만약 간호사가 잠깐 병실에 들러서 "오늘 힘드신가요?"라고 물어본다면 환자는 그날 가지고 있는 특별한 문제가 무엇인지를 간호사에게 말할 것이니다. 그리고 간호사는 환자의 고통을 줄이기 위해 노력할 수 있습니다. 이렇게 하는 데는 시간이 조금밖에 걸리지 않습니다. 올바른 방식으로만 한다면, 이러한 시간은 나중의 많은 시간을 아껴줄 것입니다.

환자가 불치병이라는 사실을 담당 의사는 환자에게 어떻게 말해야 합니까?

환자들에게 그들의 병이 불치병이라거나 그들이 죽어가고 있다고 말해서는 안 됩니다. 대신 이렇게 말해야 합니다. 그가 중병에 걸렸지만 가능한 모든 수단을 동원해서 그를 편안하게 하고 그를 도울 것이라고 말입니다. 환자가 '의학의 도움을 받을 수 있는 한계를 넘어서게' 되면 환자는 담당 의사에게 자신이 회복할 가능성이 있는지를 물을 것입니다. 만약 담당 의사가 환자에게 솔직하게 터놓고 이야기하고 희망을 제시하면서 예상하는 바에 대해 적절하게 표현한다면, 환자는 자신이 회복할 것이라고 들을 때보다 자신의 현실과 훨씬 더 잘 대면할 수 있습니다.

환자가 죽어가고 있다는 사실과 대면해야 하는 젊은 레지던트를 어떻게 도울 수 있을까요?

젊은 의사들은 나이가 많은 의사들보다 이러한 종류의 훈련을 훨씬 더 잘 받아들입니다. 나이가 많은 의사들은 이미 '틀이 잡혔기' 때문입니다. 의대생들에게 의술과 죽어가는 환자들의 돌봄에 대해 가르치면 성공률이 매우 높습니다. 또한 본과 3, 4학년 의대생인 엑스턴에게 가르칠 때가 인턴에게 가르칠 때보다 성공률이 더 높습니다. 그리고 레지던트 2년차가 지나고 나면 거의 가망이 없어집니다. 그러므로 가능한 한 의대생들에게 일찍 가르치는 것이 좋습니다. 미래에 간호사, 성직자, 의사들이 시한부 환자를 돌볼 때 더 좋은 관계를 맺게 하려면 말입니다. 또한 의대생들에게 의학과 의술을 동시에 가르쳐야만 합니다.

박사님은 환자를 돕는 의료진이 자신의 감정과 환자들의 감정에 대처하도록 돕는 체계적인 방법(가령 집단 토론이라든지)을 가지고 계십니까?

'죽음과 죽어감'에 관해 우리가 여는 세미나들은 죽어가는 환자의 욕구들만을 다루고 있지 않습니다. 각 세미나와 환자 인터뷰 이후에 우리는 의료진끼리 학제간 토론의 수준에서 집단 토론을 합니다. 이때 우리는 환자들이 말한 것들에 관련해서 우리의 본능적 반응과 감정을 공유합니다. 이 시간은 의료진이 질문을 던지고 자신의 감정을 공유하는 데 도움이 될 뿐만 아니라 의료진이 서로서로의 문제를 이해하는 데에도 도움이 됩니다. 간호사들은 의사들의 어려움을 더 존중하기 시작하게 되고 의사들도 마찬가지입니다. 이러한 시간은 반드시 환자가 없는 자리에서 가져야 합니다. 그리고 항상 엄격하게 비밀에 부쳐야만 합니다.

시한부 환자나 중환자가 자신의 질병과 죽음의 문제에 대처할 수 있도록 적절한 수단과 환경을 만들어주는 것에 대해 저항하는 내과－외과 집단이 있습니다. 그들의 저항을 줄이는 데 성공하셨습니까? 만약 그러셨다면 어떻게 하신 것입니까?

우리는 고등학교 수준부터 의과 대학 수준까지, 환자를 돕는 다양한 직업을 가진 사람들과 수많은 워크숍, 세미나, 심층 회의를 진행했습니다. 참석자 수는 적게는 25명에서 많게는 4,000명에 달했습니다. 그들 중 의사들의 비율은 천천히 증가했습니다. 저는 요즘 사회적 분위기가 바뀌고 있다고 생각합니다. 그리고 앞으로는 죽어가는 환자들이 지독하게 소외되는 현상이 사라질 것이라는 희망이 있습니다.

중환자실에서 환자가 몇 시간 안에 죽을 것으로 예상되는 경우에 면회 시간을 1시간에 5분으로 제한하는 중환자실의 규정을 고수해서 환자가 홀로 죽는 상황에 대해서 어떻게 생각하십니까? 끔찍하리만치 융통성이 없는 것이 아닌가요?

그렇습니다. 이러한 규정들은 바뀌어야만 합니다. 환자가 의학의 도움을 받을 수 있는 한계를 넘어섰다고 보이는 경우에 모든 제한 조건을 거둔 다음 최소한 한 명의 가족이라도 죽어가는 환자와 이 마지막 순간에 함께 있도록 허용해야 하고, 임종의 순간에 가족을 병실 밖으로 내보내지 않아야 합니다. 사실, 이러한 경우 환자를 중환자실에서 다른 병실로 옮기는 것이 가장 좋습니다.

만약 암 환자가 수술이 끝난 후에 암이 전이됐는지 여부를 묻는다면 간호사는 어떻게 해야 할까요? 담당 의사가 환자에게 아직 사실을 제대로 통지하지 않은 경우 박사님은 자신의 반응을 어떤 식으로 숨기시나요?

> 저는 이러한 경우 간호사가 담당 의사에게 환자가 직접적으로 물어봤다는 사실을 의무적으로 알려야 한다고 생각합니다.

저는 물리치료사입니다. 관절 가동 범위 운동(range-of-motion exercises)이 환자가 근육의 경직을 느끼지 않도록 돕는 데 도움이 된다고 보시는지 궁금합니다. 또한, 이것은 환자가 새로운 사람을 만나서 이야기를 나누고, 혈액 순환을 유지하고, 더 편안함을 느끼는 데에도 도움이 될지도 모릅니다. 만약 생각이 다르시다면 그 이유와 더 도움이 되는 방법을 알려주시겠습니까?

> 치명적인 뇌졸중을 겪고 신체가 마비된 환자에게, 그리고 움직이는 것이 어렵고 점점 더 신체가 경직되고 있는 시한부 환자에게, 물리치료사가 자신을 정기적으로 방문해서 관절 가동 범위 운동을 하도록 돕고, 침대에 햇빛을 쬐어주고, 자신의 웰빙과 안정에 신경 써준다는 사실은 커다란 위안이 됩니다. 일부 사람들은 특별 훈련을 받은 의료진의 시간을 낭비하는 것이라고 여길지 모른다고 해도 말입니다. 죽어가는 환자를 돌보는 모든 일과 그가 조금

더 편안하도록 돕는 모든 일은 추호의 의심 없이 반드시 환자에게 도움이 됩니다. 그리고 이는 절대 시간 낭비가 아닙니다.

박사님이라면 다음과 같은 경우에 어떻게 하시겠습니까? 어떤 환자가 자신의 죽음에 대해 수용하고 죽음을 맞이할 준비를 마쳤습니다. 그리고 환자의 가족과 간호진도 환자와 똑같이 이를 수용했습니다. 하지만 환자의 담당 의사는 이렇게 말합니다. "아니요. 그는 회복할 겁니다." 혹은 담당 의사가 여러 날 동안 환자를 살아 있도록 유지시키고 있습니다. 환자의 가족은 다르게 해달라고 요청하고 있는데도 불구하고 말입니다.

환자의 가족에게는 담당 의사가 예외적인 수단을 사용하여 환자와 그 가족의 뜻에 어긋나게 환자를 '살아 있도록' 유지시키지 못하도록 막는 요구서를 작성할 책임이 있습니다. 또한 환자의 가족은 환자를 퇴원시키는 조치를 취하거나 죽어가는 환자를 대하는 일을 덜 힘들어하는 다른 의사에게 상담을 요청할 수도 있습니다. 또한 간호사가 자신의 생각을 담당 의사와 환자 가족에게 전달하고 대안을 제시할 수도 있습니다.

저는 병원 원내 목사이기 때문에 갑작스러운 죽음과 같은 소식을 처음으로 전해야 할 때가 많습니다. 어떻게 하면 유족이 고인의 죽음을 수용하도록 가장 잘 도울 수 있을까요?

나쁜 소식을 전하는 순간에는 유족이 죽음을 수용하도록

도울 수가 없습니다. 당신이 할 수 있는 유일한 일은 그저 유족의 곁에 있으면서 그들이 당신의 어깨에 기대어 울 수 있게 하는 것입니다. 그리고 신에게 따지고, 만약 필요하다면 신이나 의료진에 대한 분노를 터뜨리게 내버려두십시오. 그들에게 브레이크를 걸지 마십시오. 분노에 찬 표현이나 욕설을 사용하지 못하게 막지도 마십시오. 나쁜 소식을 전하는 순간뿐만 아니라 뒤따른 몇 주나 몇 달 동안 가끔 그들에게 들르거나 전화를 하는 식으로 그들 곁에 있어주십시오. 그렇게 하면 그들이 가족의 갑작스러운 죽음과 천천히, 점진적으로 대면하도록 도울 수 있을 것입니다. 갑작스러운 죽음을 맞이한 희생자들의 가족들은 죽어가는 환자들이 겪는 것과 똑같은 단계들을 겪어야만 합니다. 처음에 이들은 충격과 부정의 단계를 겪다가 그다음에는 엄청난 분노를 느낄 것입니다. 분노의 대상은 사고를 일으킨 사람일 수도, 구급차 운전사일 수도, 환자를 살리지 못한 응급실 의료진일 수도 있습니다. 그런 다음 그들은 짧은 기간 동안 협상의 단계를 겪고 오랫동안 우울의 단계를 겪을 것입니다. 그리고 바라건대 마지막 수용의 단계에 다다를 것입니다.

병원 의료진은 언제 성직자나 병원 원내 목사에게 연락을 취해야 할까요?

바라건대, 성직자들은 모든 병원의 치료 팀의 핵심적인 일원이 돼야 합니다. 많은 환자들은 성직자가 종종 방문하는 것에 대해 고마움을 느낍니다. 환자가 반드시 어떠한 의식이나 기도를 바라는 것은 아닙니다. 단지 성직자와 친하게 돼서 자신에게 영적 도움이 필요할 때 그에게 의지할 수 있다는 사실에 안도하는 것입니다. 성직자를 만나고 싶어하지 않는 환자에게는 당연히 강요를 해서는 안 됩니다. 하지만 만약 환자가 외롭거나 우울하다고 느낀다면 환자에게 성직자를 만나보라고 권유하는 것이 좋습니다. 성직자는 환자, 환자의 가족, 의료진 모두에게 엄청난 도움이 될 수 있습니다. 성직자는 환자가 '의학의 도움을 받을 수 있는 한계를 넘어섰을 때'가 아니라 환자가 병원에 입원하자마자 환자와 관계를 맺는 것이 좋습니다.

상담사에게 완전히 헌신하기를 기대한다면(가령 어떤 상황이든 항시 대기하고 있어야 한다든지) 너무 과도하고 지나친 기대를 하는 것일까요?

그렇습니다. 너무 지나칩니다. 어떤 상황이든 항시 대기할 수 있는 사람은 세상에 아무도 없습니다. 하지만 상담사는 일부 특별한 환자들에게 자신의 전화번호를 알려주면서 심각한 문제 상황이 생기면 연락을 하라고 말할 수 있을 것입니다. 이는 '어떤 일을 하고 있든지 상관없이 다 내팽개치고' 그들을 방문해야 한다는 뜻은 아닙니다. 자신의 한계 안에서 돕겠다는 제안을 하는 것입니다. 이는 우리가 팀을 꾸리는 많은 이유들 중 하나이기도 합니다. 한 팀원을 다른 팀원으로 대체할 수 있게 하고 사생활을 유지할 수 있게 하기 위해서입니다. 이는 이러한 종류의 부담이 큰 업무를 하는 경우에 반드시 지켜야 하는 의무 사항입니다.

제11장

노년기

많은 사람들은 대부분의 노인들이 죽음을 반가운 친구로 여긴다고 생각한다. 하지만 이는 부분적으로만 맞는 얘기이다. 노년기는 '반갑게 죽음을 맞이하게' 되는 것과 동의어가 아니다. 죽음을 기꺼이 받아들이는 노인 환자들 중 많은 사람들은 수용의 단계에 있다기보다 체념의 단계에 있을 수 있다. 삶이 더는 의미가 없는 것처럼 느껴지기 때문이다.

우리 사회의 양로원은 우리가 노인들에 대한 이해가 부족하다는 사실을 슬플 만큼 여지없이 보여주는 공간이다. 우리는 노인들에게 주거지와 숙식을 제공하고 때때로 텔레비전과 수영장, 골프장, 댄스 시설까지 제공한다. 하지만 우리는 그들에게서 다른 사람을 돕고, 베풀고, 자신만의 고유한 서비스(즉, 그들이 수십 년 동안 축적한 지혜와 경험들)를 제공할 수 있는 기회를 박탈하고 있다. 삶은 주기도 하고 받기도 하는 것, 도움을 받기도 하고 도움을 주기도 하는 것을 의미한다. 이 중 도움을 주는 것은 우리의 은퇴 센터들에서 흔적을 찾아볼 수 없을 때가 많다. 이는 노인들이 죽기를 원하는 현상을 낳는다. 삶이 더는 살 만한 가치가 없게 느껴지기 때문이다.

많은 노인들이 죽고 싶다고 말합니다. 그들을 비난하지는 않습니다. 하지만, 박사님은 그들에게 자신도 비슷하게 느낄 것 같다고 정말로 말씀하실 수 있습니까?

당연히 그렇게 말할 수 있습니다. 만약 당신이 환자들에게 솔직하게 대한다면 환자들은 훨씬 더 마음을 터놓고 당신을 대할 것입니다. 만약 당신이 그들의 삶의 질이 더는 가치 없다고 느끼고 그들이 실제로 말로 그렇게 표현한다면, 당연히 당신은 그들의 의견에 동의할 수 있습니다. 하지만 동시에 이렇게 덧붙여야 합니다. "삶을 좀 더 견딜 만하고 좀 더 의미 있게 만들기 위해 제가 해드릴 수 있는 일이 있을까요?" 그러면 그들은 때때로 놀라운 아이디어들을 생각해낼 것입니다. 그것은 시간이 많이 걸리지 않는 일이며, 단지 솔직하고 진솔한 질문과 배려심이 많은 사람만 있으면 충분한 일들입니다.

죽고 싶은 마음을 표현하지만 죽음이 아직 임박하지 않은 노인들에게 어떻게 대처하십니까?

그들의 삶을 비참하거나 가치 없게 만드는 것이 무엇인지 알아내야만 합니다. 그리고 그들의 욕구가 인간으로서 할 수 있는 한도 내의 것이라면 그들의 욕구를 충족해주려 노력해야 합니다.

박사님의 교육 영상을 노인 병동에 있는 환자들에게 보여주는 것이 좋다고 생각하십니까?

우리가 '죽음과 죽어감'에 관해 만든 모든 영상은 노인 병동에서 보여줄 수 있습니다. 다만 환자들에게 영상이 무엇에 관한 것인지 미리 알려야 하고 참석하든 병실에 머무르든 자유롭게 선택할 수 있다고 말해야 합니다.

요양원에 있는 제 가족이 체념의 단계 대신 수용의 단계에 도달하도록 어떻게 도울 수 있을까요? 가족들이 어떻게 도울 수 있을까요?

가장 좋은 방법은 그분을 집에 모셔 와서 함께 사는 것입니다. 자신의 유한함을 받아들이는 일은 친숙한 환경에 있을 때 훨씬 더 수월해집니다. 1주일에 한 번이나 2주일에 한 번 가족 친지의 방문을 받는 요양원보다는 말입니다. 만약 이 방법이 정말로 불가능하다면, 노인분과 대화를 나누면서 왜 그분을 집에 모셔 올 수 없는지 설명해야 합니다. 간단하고 솔직하게 물어보십시오. "요양원에 있다는 사실에도 불구하고 당신의 삶을 의미 있게 만들기 위해 제가 할 수 있는 일이 무엇일까요?"라고 말입니다.

자신이 빨리 죽었으면 좋겠다고 계속 말하는 노인들과 '죽음과 죽어감'에 대한 그들의 두려움에 대해 이야기를 나누는 것이 적절한 일일까요? 하지만 이들은 어떤 특별한 지병이나 불치병에 걸리지 않았고 다만 노인성 치매 증상을 보입니다.

> 우리는 그들이 완전히 노인성 치매에 걸리기 전에 이야기를 나누어야 합니다.

노인성 치매가 매우 심한 환자와 어떻게 의사소통하십니까?

> 접촉, 사랑, 훌륭한 간호를 통해 의사소통합니다.

부모님의 죽음에 대해 두려움이 느껴질 때 어떻게 대처해야 할까요? 부모님이 나이가 들어가고 있는 것은 사실이지만 아프거나 죽음의 위험에 당면해 있지 않은데도 불구하고 말입니다. 이것은 홀로 되는 것에 대한 두려움을 의미하나요?

> 이것은 당신이 부모님을 잃는 것을 두려워하고 있다는 사실을 의미한다고 생각합니다. 부모님과 함께 앉아서 그 두려움에 대해 이야기를 나눠보십시오. 그리고 죽음이 닥치기 이전에 지금 여러 가지를 협의하십시오. 그리고 당신의 삶에서 무엇이 의미가 있었는지 그리고 그러한 이별을 더 견딜 만하게 만들 수 있는 것이 무엇인지 서로 대화를 나누십시오. 이러한 일은 부모님에게 병마가 찾아오거나 부모님이 뇌졸중에 걸려서 말을 할 수 없게 되기 전에 미리 해야 합니다.

상당히 연로하고 노쇠한 환자가 "죽을 수 있으면 좋겠어요."나 "죽고 싶어요."라고 말합니다. 박사님이라면 어떻게 대답하실 건가요?

일단 그 마음을 충분히 잘 이해할 수 있다고 말하겠습니다. 그런 다음 환자의 옆에 앉아서 그의 상황에서 무엇이 그토록 그를 힘들게 만드는지에 대해 말해달라고 하겠습니다. 그는 끔찍하게 외롭고 아무도 자신이 죽든 살든 신경 쓰지 않는다고 말할지도 모릅니다. 그런 다음 아직 그를 신경 쓰는 사람들이 있다고 설득하겠습니다. 그러고선 그의 주변 사람들에게 연락을 취해서 이 노인을 방문하도록 하겠습니다. 그에게 자신이 아직 사회의 중요한 일원이라는 느낌을 줄 수 있도록 말입니다. 만약 그를 계속 걱정시키는 것이 재정 문제라면 사회복지사의 도움을 구하겠습니다. 만약 단순히 그가 자신의 삶을 충만하게 살았고 자신의 삶에 만족한다고 느끼는 것이라면, 그리고 살 만큼 살았기 때문에 더 산다고 하더라도 의미 없을 것 같다고 느끼는 것이라면, 저도 그렇게 느낄 것 같다고 말하고 그의 의견에 동의하겠습니다.

저는 얼마 전부터 어르신들을 돌보는 일을 하기 시작했습니다. 어떤 분들은 특별히 병을 진단받지 않았어도 죽음의 단계들을 거치고 있는 것처럼 보입니다. 제가 제대로 관찰한 것이 맞나요?

정말 그렇습니다. 그분들이 요양원으로 완전히 거처를 옮겼다면 특히 그렇습니다. 그들은 꼭 죽음뿐만이 아니라 어떠한 상실과 대면한 사람들이라면 누구나 겪는 단계들을 똑같이 겪고 있는 것입니다. 오랫동안 집에서 살다가 요양원으로 거처를 옮긴 노인들은 죽음의 단계들과 똑같은 적응 과정을 겪어야만 합니다. 집이나 가족을 상실했기 때문일 수도 있고 제대로 기능하는 존재로서의 자기 자신을 상실했기 때문일 수도 있습니다.

제게는 죽어가는 85세의 여성 노인 환자가 있습니다. 하지만 그 부인의 딸은 항상 어머니의 옆에 있으면서 우리가 그 환자의 죽음에 대해 이야기하지 못하게 합니다. 그녀는 자신의 어머니가 얼마나 필요한지 이야기하고 어머니가 해야 할 일들이 아직 많이 남았다고 말합니다. 제가 그 환자와 단둘이 이야기를 나눠보는 것이 좋을까요?

그렇습니다. 하지만 반드시 그녀와 죽음에 대해 이야기할 필요는 없습니다. 당신과 이야기를 나누다 보면 그녀는 놓아주는 것이 매우 힘든 일이라고, 자신의 딸이 자신을 놓아주지 못하고 있다고, 자신이 더는 딸의 욕구를 충족해 줄 수 없기 때문에 죄책감을 느낀다고 말할 것입니다. 그때그때 상황에 맞게 대화를 나누십시오. 당신이 이야기하고 싶은 주제 말고 85세의 부인이 이야기하고 싶은 주제가 무엇인지 살펴보십시오. 또한 누군가는 그녀의 딸이 어머니의 죽음과 대면할 수 있도록 도와줘야 합니다.

병원에서 퇴원한 후에 요양원에 가게 된 노인들이 스스럼없이 죽음에 대해 이야기하는 것을 본 적이 있으십니까? 그들은 '활발한 가정생활의 죽음'에 대해 자주 이야기합니다.

그런 경우는 상당히 많습니다. 죽음에는 많은 형태가 있습니다. 만약 어떤 환자가 입원을 한 다음 집으로 돌아갈 날만을 손꼽아 기다렸는데 그 대신 요양원으로 이송된다면, 그 환자는 이러한 말을 무척 자주 할 것입니다. 이러한 말에는 "이것은 죽는 것과 마찬가지다."라는 뜻이 함축되어 있습니다. 이는 때때로 '사회적 죽음'이라고 칭해지기도 합니다.

제 질문은 연명 의료 병동과 관련돼 있습니다. 이 환자는 연로했고 말을 할 수는 없지만 들을 수는 있고 오랜 시간 동안 천천히 상태가 악화되고 있습니다. 그녀는 식사를 위해 입을 벌릴 수 있고 1주일에 두 번 관장을 받습니다. 누군가가 그녀의 두려움과 불안을 누그러뜨려줄 수 있을까요? 그녀 스스로 그러한 두려움과 불안을 이겨낼 수 있도록 말입니다.

저는 이 질문에 제대로 대답할 수 없을 것 같습니다. 그녀가 자신의 두려움과 불안을 어떻게 표현하는지 제가 모르기 때문입니다. 아마 그녀는 상당히 만족하고 있고 보살핌을 잘 받고 있고 당신은 당신이 할 수 있는 모든 일을 다 하고 있는 것일지도 모릅니다. 만약 그녀가 얼굴 표정으로 어떤 두려움이나 불안을 표현한다면, 그녀의 옆에 앉아서 손을 잡고 무엇이 두려운지에 대해 이야기를 나눠보십시오. 그녀에게 신호를 알려주십시오. 예를 들어 만약 당신의 말에 동의한다면 당신의 손을 누르고, 당신의 말에 동의하지 않는다면 다른 신호를 이용하도록 하는 것입니다. 이렇게 하면 그녀는 건강이 악화됐고 말을 할 수 없음에도 불구하고 당신과 의미 있는 대화를 나눌 수 있을 것입니다.

정신이 맑지 않은 노인과 죽음에 대해 이야기하는 방법에 대해 조언해주시기 바랍니다.

정신이 맑지 않은 노인과 의미 있는 대화를 나누는 일은 매우 힘듭니다. 저는 당신이 이러한 환자들을 위해 할 수 있는 가장 중요한 일은 그들을 신체적·정서적·영적으로 잘 돌보는 일이라고 생각합니다. 또한 그들이 당신이 누구인지 알아보지 못할 때마다 정보들을 새로이 알려주십시오.* 정신이 맑지 않게 된 후는 죽음에 대해 자신이 가진 생각과 자신이 미처 끝내지 못한 과업에 대해 이야기하기에 너무 늦은 때입니다.

저는 노인 환자들이 자신이 오래 살았고 죽을 준비가 됐다고 말하면서 수술을 거부했다는 이유만으로 무능력하고 자살의 위험이 있다고 단정되는 모습을 봤습니다. 이러한 상황에서 환자의 권리가 무엇이라고 생각하는지 말씀

- 예: "메리 수녀가 다시 왔어요. 오늘은 정말 멋진 9월 아침이네요. 우리는 맛있는 일요일 아침 식사를 먹을 거예요." – 저자 주

해주십시오. 그리고 정신과 의사가 내리는 결정의 기준에 대해서도 말씀해 주십시오.

만약 환자가 매우 나이를 많이 먹었고 죽을 준비가 되어 있고 추가적인 수술을 받고 싶지 않아 한다면, 저는 환자의 결정을 받아들이는 것이 좋다고 생각합니다. 만약 환자가 병리학적으로 우울증을 앓고 있다면 그를 우울증에서 벗어나게 하는 것이 정신과 의사로서의 의무이기 때문에 일단 그렇게 한 다음 그에게 다시 한 번 묻겠습니다. 만약 그가 여전히 수술을 거부한다면 당연히 그에게는 그렇게 할 수 있는 권리가 있다고 생각합니다. 그의 삶이고 그의 몸이니까요.

박사님은 노인 병동에서 '죽음과 죽어감'에 대해 이야기하실 수 있습니까? 노인 병동에 있는 환자들은 이렇게 말할 때가 많습니다. "저는 충분히 오래 살았습니다." 이 말에 어떻게 대답하실 건가요?

이렇게 말하겠습니다. "네. 당신은 충분히 오래 살았을지 모릅니다. 하지만 당신은 아직 살아 있습니다. 우리가 당신의 삶을 더 가치 있게 만들기 위해 할 수 있는 일이 있을까요? 자연스레 죽음을 맞이할 때까지 진정으로 살아갈 수 있도록 말입니다."

요양원 거주자들이 자신이 그리워하는 것들(집이 상징하는 모든 것)에 대처하도록 어떻게 도울 수 있을까요?

요양원을 인간의 힘이 닿는 한에서 가능한 한 집과 비슷하게 만들려고 노력하십시오. 이는 아이들이 있어야 한다는 뜻입니다. 단순히 방문만 하는 것이 아니라 최소한 낮 동안에 그곳에 거주하도록 해야 합니다. 어린이집 같은 곳을 만들어서 말입니다. 그렇게 한 다음 노인들이 아이들을 도울 수 있도록 해야 합니다. 또한 노인들은 작은 정원을 가꾸거나 목공일을 하는 등 집에서의 삶을 의미 있게 만들었던 일들을 할 수 있을 것입니다.

어린이집 외에, 요양원에 있는 노인들에게 다른 사람들이 자신을 원한다고 느끼게 만들 수 있는 방법에는 어떤 것이 있을까요?

저는 우리가 노인들을 학교(수업과 세미나)에 데려갈 수 있다고 생각합니다. 그곳에서 그들은 자신의 가정과 시골에서 살았던 어린 시절 같은 것들에 대해 이야기할 수 있습니다. 그리고 우리는 그들에게 취미와 관심사가 무엇인지 물어볼 수 있습니다. 그들은 어린 소년들을 위해 목공 수업을 열 수도 있습니다. 거기에서 그들은 아버지나 할아버지가 없는 소년들에게 큰형이 되어줄 수 있습니다. 요양원에는 많은 자산과 지혜가 묻혀 있지만 제대로 활용되거나 동원되지 못하고 있습니다. 만약 조금만 노력을 기울여서 이러한 노인들이 어떠한 강점과 재능, 자산을 가지고 있는지 알아낸다면 이러한 자산을 활용할 수 있는 곳들이 매우 많이 있을 것입니다. 그렇게 하면 노인들은 다른 사람들이 자신을 원하고 필요로 하고 자신이 사랑을 받고 있고 자신이 여전히 조금이라도 쓸모가 있다고 느낄 것입니다.

노인들이 보이는 체념에 대해 말씀해주십시오. 요양원에 거주하는 이러한 사람들과 어떻게 일해야 할까요?

누군가가 나이를 먹고 아무도 자신을 원하지 않는다고 느끼고 자신이 더는 이 세상에서 쓸모가 없다고 느낀다면, 일반적으로 그 사람은 체념의 단계에 도달하게 됩니다. 그는 정말로 더는 살고 싶어 하지 않습니다. 삶이 더는 의미가 없고 아무 목적이 없는 것처럼 느껴지기 때문입니다. 방문 성직자로서, 당신은 이러한 사람들과 삶의 의미에 대해 이야기를 나눌 수 있습니다. 반드시 신학적인 표현 방식을 이용해 대화할 필요는 없습니다. 그들의 젊은 시절에 무엇이 의미가 있었는지 물어보십시오. 그러한 것들 중 일부를 노년기에 다시 적용할 수 있는지 알아내십시오. 그러면 당신은 그들이 체념의 단계에서 수용의 단계로 이동하도록 도울 수 있습니다.

어떤 사람들은 병약한 노인들이나 아픈 아이들과 대면하는 것에 저항하고 회피합니다. 이러한 사람들에게 어떻게 대처해야 할까요?

이러한 사람들은 자신만의 문제가 있을 수 있고, 어쩌면 아픈 아이들을 돌보거나 요양원에서 일하는 대신 다른 어떤 일을 하는 것이 더 나을지도 모릅니다. 아마 사무직 일을 하거나 도움이 필요한 사람들과 관련되지 않은 일을 하는 편이 더 나을 것입니다. 만약 당신에게 시간이 있고 이러한 사람들에게 관심이 있다면, 그들의 저항 심리가 어디에서 비롯됐는지 알아낼 수 있을 것입니다. 그들은 대단히 충격적인 인생 경험을 했기 때문에 이러한 사람들과 가까워지는 것을 두려워하는지도 모릅니다.

수명과 삶의 질은 인간의 기본 욕구(안전, 자존심, 자존감 등)를 만족시키는 일과 직접적으로 관련되어 있는 것 같습니다. 이와 같은 관점에서, 저는 박사님이 65세에 의무적으로 은퇴하도록 하는 정년제에 대해 어떻게 생각하시는지 궁금합니다. 이 사안은 신체 건강과 정신 건강의 악화와 직접적으로 관련되어 있지 않나요?

규칙적인 생활 방식을 유지하고 규칙적인 하루의 업무를 계속할 수 있다면, 65세가 훌쩍 넘은 나이에도 일을 잘할 수 있는 사람이 무수히 많다고 생각합니다. 순수하게 환자의 욕구라는 관점에서만 본다면 저는 정년제를 찬성하지 않습니다. 하지만 가족을 부양해야만 하고 직장을 구하는 데 어려움을 겪는 젊은이들이 많이 있기 때문에 정년제가 없다면 여러 문제들이 생길 것입니다. 저는 법정 은퇴 연령이 더 높아지기보다 더 낮아지는 추세가 될 것이라고 생각합니다. 우리는 30대와 40대에게 의미 있는 은퇴를 위한 준비를 하도록 가르쳐서 은퇴가 더는 신체 건강과 정신 건강의 악화와 관련되지 않도록 만들 수 있습니다. 만약 우리가 그러한 방식으로 삶을 준비한다면 우리는 정서적·신체적·재정적으로 홀로 설 수 있을 만큼 충분히 폭넓은 관심사와 취미, 그리고 충분한 내적 자원을 계발할 수 있을 것입니다. 그렇게 되면 은퇴가 급속한 노화의 시작이 되는 일은 없어질 것입니다. 모든 인간은 자신의 일과 수입과 직접적으로 관련되어 있지 않은 취미와 관심사를 계발해야 합니다. 그렇게 하면 은퇴 이후에도 계속해서 그것들을 즐길 수 있을 것입니다.

삶의 질에 대해 생각할 때, 박사님은 노인성 치매에 걸린 노인들을 위한 최상의 간호 서비스에 대해 어떻게 생각하시나요? 간호사들은 이러한 노인들이 살아 있도록 유지시키는 일을 매우 자랑스러워합니다.

당연히 자랑스러워해야 합니다. 하지만 최상의 간호 서비스라고 부를 만한 서비스를 제공하는 요양원은 그다지 많이 보지 못했습니다. 노인성 치매에 걸린 사람도 존엄과 따뜻한 돌봄을 누릴 권리가 있습니다.

만성 질환 환자들이나 노인들을 위한 대안에는 무엇이 있을까요? 요양원, 병원, 위탁 가정 같은 것들 말입니다. 박사님은 이 중 어떤 방식이 가장 긍정적인 가치를 가지고 있다고 생각하시나요?

저는 가장 좋은 방법은 이러한 환자들의 가족이 환자를 돌보는 것이라고 생각합니다. 만약 가족이 더는 부모나 조부모를 돌볼 수 없게 된다면 가정과 비슷한 환경을 제공하는 위탁 가정이나 작은 요양원을 선택하는 것이 가장 좋다고 생각합니다.

86세인 친할머니가 "죽었으면 좋겠어."라거나 "다리에서 뛰어내리고 싶어."라고 말씀하십니다. 박사님이라면 어떻게 대답하시겠습니까? 할머니는 요양원에서 침대에만 누워 지내셔야 합니다.

만약 제가 86세의 나이에 요양원에서 침대에만 누워 지내야 한다면 저 또한 다리에서 뛰어내리겠습니다. 그렇게 할 수 있는 힘만 있다면 말입니다. 누구라도 할머니를 부축해서 휠체어에 태운 다음 함께 정원으로 산책을 나간 적이 있습니까? 노인들에게 하는 이러한 작은 봉사는 그들의 삶을 아주 즐겁지는 않더라도, 최소한 약간 더 견딜 만하게 만들어줍니다.

어떻게 하면 고령의 부모가 중년의 자녀의 죽음을 받아들이도록 도울 수 있을까요?

아이를 잃은 모든 부모는 엄청난 상실감을 경험하고 때때로 아이를 상실했다는 사실과 대면하는 데 몇 년이 걸리기도 합니다. 아이가 5세인지 50세인지는 중요하지 않습니다. 부모에게 자녀는 항상 아이로 남아 있기 때문입니다. 그들을 지속적으로 방문하고, 아이를 잃은 사실에 대해 이야기하게 하고, 세상을 떠난 아이의 사진들을 보여달라고 하십시오. 그리고 어떻게 해야 그들을 가장 잘 도울 수 있는지 알아내십시오. 부모들마다 필요한 것이 조금씩 다릅니다.

죽어가는 사람들을 연구하시면서 노인 돌봄 문제에 대해 어떤 의견을 가지게 되셨나요? 공동체 생활이 답일까요? 이것이 가장 좋은 해결책일까요?

저는 노인들만을 위한 공동체 생활이나 노인 복지관을 그다지 좋아하지 않습니다. 저는 이 방법이 노인들을 지나치게 격려하고 진정한 삶의 모습과도 동떨어져 있다고 생각합니다. 저는 다양한 세대들, 특히 아이들이 주변에 있으면 노인들에게 훨씬 더 좋을 것이라고 생각합니다. 아이들을 견디지 못하는 노인들도 있지만 이들은 젊었을 때에도 아이들을 좋아하지 않았던 사람들입니다. 이러한 사람들은 아이들이 없는 공간에 있으면 됩니다. 그렇지만 대부분의 평균적인 사람들은 아이들의 웃음소리를 듣고, 아이들이 학교에서 집으로 돌아오는 모습을 보고, 아이들이 공원이나 미끄럼틀에서 노는 모습을 보면, 기분 전환이 되고 즐거운 기억을 갖게 됩니다. 게다가 이야기를 나눌 수 있는 대화 상대도 생깁니다. 아이들은 대체로 노인들의 이야기를 듣는 것을 무척 좋아하니까요.

82세의 노인이 자신이 죽어가고 있냐고 물었습니다. 어떻게 대답해야 할까요? 그는 집에 있지만 담당 의사는 다른 지역에 잠시 가 있는 상태입니다. 환자는 약하고 피곤해 보이지만 매우 심각한 증상을 보이지는 않습니다.

저라면 그에게 자신이 죽어가고 있다는 느낌에 대해 말해 달라고 하겠습니다. 그의 말이 맞을 수도 있습니다. 반드시 어떤 질환이 있어야 생이 끝나는 것은 아니니까요. 82세 정도 되는 노인들은 보통 자신에게 죽음이 가까워지는 때를 미리 알아차립니다. 이 사례를 들으니 에스키모 노인들에 대한 이야기가 생각나네요. 에스키모 노인들은 어느 날 저녁 식사 테이블에서 일어나 가족들의 얼굴을 찬찬히 둘러본 다음 집 밖으로 천천히 걸어 나가서 그날 밤에 죽는다고 합니다. 사람들, 특히 노인들은 자신의 시간이 가까워지는 때를 잘 알아차립니다. 대개의 경우 그들의 느낌은 맞습니다.

요양원에 거주하는 매우 나이가 많은 노인들을 인터뷰해보신 적이 있습니까? 그분들은 가족에게 거부당했다고 느끼고 있지 않나요?

저는 요양원에 거주하는 수많은 노인들과 이야기를 나눴습니다. 조금 나이가 많은 노인들도 있었고 매우 나이가 많은 노인들도 있었습니다. 그들 중 많은 사람들은 가족에게 거부당했고, 그래서 매우 비참하고 외롭다고 느낍니다. 우리는 그들에게 누군가가 아직 그들을 돌보고 있다는 느낌을 조금이라도 주기 위해서 자주 방문하려고 노력합니다.

다음과 같은 말을 어떻게 해석하십니까? "나는 너무 늙어서 살기 힘들어지면 엽총을 가지고 숲속으로 갈 거야."

이 말에는 많은 해석이 필요하지 않다고 생각합니다. 이 사람은 너무 늦게 될 경우에 가족에게 짐이 되거나 요양원에서 생을 마감하고 싶지 않다는 이야기를 하고 있습니다. 가족에게 거부당한 채 의미 없는 존재로 살기 싫다는 뜻이지요. 이러한 사람들은 자신이 스스로 '마지막 결정'을 할 수 있기를 원합니다.

제12장

유머와
두려움,
신앙과
희망에 대한
질문들

죽어가는 환자들이 보여주는 유머에 대해 말씀해주시겠습니까? 냉소적인 유머가 아닌 '삶과 살아감'에 대한 건강한 태도를 반영하는 유머 말입니다. 저는 유머 감각을 가지는 것이 건강한 신호이고 우리에게 좋은 깨달음을 주는 태도라고 생각합니다.

저는 죽어가는 환자들의 유머를 대단히 즐깁니다. 어떤 환자들과는 실컷 깔깔대기도 합니다. 이들은 미처 끝내지 못한 과업을 끝내고 나면 엄청난 유머 감각을 발휘합니다. 의사가 죽어가는 환자와 깔깔대는 것이 옳지 않은 일이라고 생각하면서 엄숙하고 우울한 얼굴로 병실에 들어가지만 않는다면 말입니다. 살아오는 동안 훌륭한 유머 감각을 보였던 사람들은 죽어가는 순간에도 자신의 유머 감각을 자연스레 유지할 것입니다.

제 남편은 두 달 전에 폐 수술을 받을 일정이 잡혀 있었습니다. 그런데 남편이 갑자기 심한 두려움에 사로잡혔습니다. 저는 수술 예정 시간 30분 전인 아침 7시 30분에 수간호사에게 이렇게 물었습니다. "만약 남편이 죽어가기 시작하고 별달리 손을 쓸 방도가 없는 상황이 온다면, 몇 분 동안 저를 수술실 안에 들여보내줄 수 있나요?" 그녀는 거부했습니다. 7시 35분에 의료진은 남편에게 간염이 있고 만약 수술을 진행했다면 수술대 위에서 죽었을 수도 있다는 사실을 발견했습니다. 제 직감이 맞았던 겁니다. 남편은 현재 다시 수술을 받는 것을 두려워하고 있고 가족들은 어떻게 해야 할지 갈피를 잡지 못하고 있습니다. 어떻게 하면 좋을까요?

> 이 문제를 가정의나 아니면 치료 팀에서 가장 믿음이 가고 가장 편안한 의사와 의논해보십시오. 그리고 선택지들을 달라고 부탁하십시오. 그러면 그는 당신의 남편과 함께 이 문제에 대해 이야기를 나눌 수 있을 것입니다. 결국 다음 단계를 밟을지 말지 결정해야 할 사람은 남편입니다.

박사님은 이렇게 말씀하셨습니다. "인간의 무의식 속에서, 자신의 죽음은 절대 일어날 수 없습니다. 인간의 무의식은 이 세상에서 자기 삶이 실제로 끝나는 것을 상상할 수 없습니다."라고 말입니다. 대자연은 생명을 가진 모든 존재로 하여금 자신이 필요한 것을 갖출 수 있도록 해줍니다. 잠재의식이 이러한 개념을 갖추고 있지 않은 이유는 정신의 죽음과 같은 것이 존재하지 않기 때문이 아닐까요?

> 저는 인간의 영혼이나 정신이 죽음 이후에도 계속 산다고 생각합니다. 그렇기 때문에 우리가 자기 자신의 죽음을 상

상하기가 매우 힘든 것이라고 생각해볼 수 있습니다.

만약 어떤 사람에게 죽음을 받아들이도록 준비시킨다면, 실제로 죽음이 일어날 가능성(의학적으로 말했을 때)보다 죽음을 더 확실하게 만드는 게 아닐까요? 만약 환자가 계속 분투한다면 회복할 수 있을지도 모르지 않습니까? 가끔 기적이 일어나기도 하니까요.

그렇습니다. 가끔 기적이 일어나기도 합니다. 하지만 근본적으로 인간에게 자신의 죽음을 막을 수 있는 능력이 생기는 기적은 한 번도 보지 못했습니다. 우리 모두는 언젠가는 죽어야만 하는 유한한 존재입니다. 그리고 자신의 죽음을 더 빨리 현실로 받아들일수록 더 진정으로 살아가기 시작할 수 있습니다. 죽음에 대한 두려움을 극복하고 자신의 유한성과 대면했던 많은 환자들은 자신의 내적 에너지와 자원 모두를 최대한 이용하여 병과 싸울 수 있었고 회복해서 집에 갈 수 있었습니다.

환자들이 죽음을 파국이라고 묘사하는 이유는 죽음이 자신의 통제와 이해를 넘어서기 때문이라고 생각하십니까?

어떤 사람들에게 가장 큰 두려움은 죽음이 자신의 통제와 이해를 넘어선다는 사실입니다. 하지만 무의식적인 진짜 두려움은 죽음이 파국적 파괴력을 가지고 있고 죽음이 근본적으로 우리 자신의 잠재적 파괴성과 관계가 있다고 보는 관점에서 생깁니다. 저는 우리가 우리 자신의 파괴성을 똑바로 마주볼 수 있다면 죽음에 대한 두려움을 극복할 수 있을 것이라고 생각합니다.

죽어가는 환자가 청중 앞에서 박사님과 인터뷰하는 것을 보고, 한 간호사가 다음과 같은 의문을 제기했습니다. "제게 죽음은 매우 개인적인 경험이에요. 저는 가까운 친구들을 네 명이나 잃었거든요. 이러한 인터뷰는 좀 비인간적이지 않나요? 뭔가를 배울 수 있는 경험이기는 하지만, 우리가 마치 동물원에서 환자가 죽어가는 모습을 지켜보는 것 같다는 느낌을 지울 수가 없네요." 박사님은 어떻게 생각하십니까?

청중 앞에서 인터뷰를 할 때, 저 또한 그녀와 마찬가지로 복잡한 감정이 듭니다. 하지만 저는 환자가 자신이 인터뷰에서 어떠한 혜택도 받지 못할 것이라고 생각했다면 이러한 인터뷰에 자원하지 않았을 것이라고 생각합니다. 우리는 환자들 모두에게 이러한 인터뷰에 자발적으로 참여할 생각이 있는지 묻습니다. 많은 환자들은 호의적으로 반응합니다. 저는 시한부 환자들이 이러한 종류의 대화를 반갑게 여기는 한 가지 이유는 삶의 이 시기 동안 이들은 자신이 짐 덩어리이고, 불필요하고, '아무짝에도 쓸모없다.'라고 느끼고 있기 때문이라고 생각합니다. 이때 우리가 이들에게 우리를 도와줄 수 있는지 물으면, 이들은 몇 주 혹은 몇 달 만에 처음으로 자신이 무언가에 기여할 수 있게 됐다고 느낍니다. 죽음의 미스터리에 약간의 실마리를 제공하고 의료진이 다른 환자들을 더 잘 도울 수 있게끔 돕는 정도일 뿐이라고 해도 말입니다. 이러한 이유로 저는 여전히 인터뷰를 계속하고 있습니다. 저는 이것이 비인간적이라고 생각하지 않습니다. 만약 그녀가 이러한 인터뷰들이 얼마나 친밀하고, 얼마나 배려 깊고, 얼마나 사랑이 넘치는지 안다면, '비인간적'이라는 딱지는 절대 붙이지 못할 것입니다.

"신이 우리를 사랑하신다면 이러한 고통을 겪도록 내버려두지 않으실 거예요."라고 말하는 사람에게 어떻게 대답하시겠습니까?

저는 이 말이 옳다고 생각하지 않습니다. 저는 신에 대한, 고통의 의미에 대한 저 자신의 믿음을 환자들과 허심탄회하게 나누겠습니다. 제가 중시하는 가치들, 저 자신의 철학과 종교적 믿음을 그들에게 강요하지 않으면서 말입니다.

박사님은 우리가 죽어가는 환자의 구체적인 희망에 기반을 두어야 한다고 말씀하셨습니다. 이러한 희망들의 근거가 비현실적인 것처럼 느껴지는 경우 과연 이렇게 할 수 있을까요?

몇 개월 이상 살 가능성이 거의 없는 시한부 환자가 오래 살고 싶은 희망을 표현한다면, 이는 자신의 현재 감정을 매우 현실적으로 표현한 것입니다. 저는 아무 거리낌 없이 환자에게 이렇게 말할 것입니다. "그렇게 되면 얼마나 좋을까요?" 이는 제가 그의 희망을 이해하고 있음을 표현하는 동시에 그것이 이루어질 수 없는 꿈일지도 모른다고 말하는 방법입니다. 우리가 이러한 방법으로 진정성 있게 환자들과 공감한다면 죽어가는 환자들과 늘 희망을 공유할 수 있을 것입니다. 만약 죽어가는 한 젊은 엄마가 이렇게 말한다고 상상해보십시오. "이 연구소에서 열심히 연구를 해서 제가 기적의 신약을 먹고 병이 싹 나으면 좋겠어요." 저는 이러한 일이 실제로 일어날 가능성은 극도로 낮다는 사실을 알고 있습니다. 하지만 저는 주저하지 않고 그녀와 희망을 공유하겠습니다. 저 역시 그녀가 신약으로 효과를 보아서 아이들이 있는 집으로 돌아갈 수 있기를 바라기 때문입니다.

환자의 관점에서 희망의 유형들에 대해 말씀해주시겠습니까? 의료 팀이 인식하는 희망과 다를 수도 있을 것 같습니다.

두 가지 기본 유형의 희망이 있는데, 이 둘을 구분해야 합니다. 불치병의 초기에 희망은 거의 오로지 치유, 치료, 생명의 연장하고만 연관되어 있습니다. 환자, 환자의 가족, 의료진 모두에게 마찬가지입니다. 이 세 가지가 더는 일어날 것 같지 않을 때(저는 '불가능'이라는 표현을 쓰지 않습니다. 예외라는 것이 항상 존재하기 때문입니다), 시한부 환자의 희망은 치유, 치료, 생명의 연장과 연관되어 있지 않은 어떤 것으로 바뀝니다. 이때 환자의 희망은 더 단기적인 희망으로 바뀌거나, 사후 세계나 자신이 남기고 떠나는 사람들과 연관되어 있는 희망으로 바뀝니다. 가령 죽어가던 한 젊은 엄마는 죽음을 얼마 앞두고서 자신의 희망을 이렇게 바꿨습니다. "저는 제 아이들이 잘 살아가기를 바랍니다." 신앙심이 깊은 또 다른 여성은 이렇게 말했습니다. "저는 신이 저를 그분의 낙원에 받아들여주시기를 바랍니다." 우리는 환자의 이야기에 귀를 기울여야 하고 환자의 희망을 북돋워줘야 합니다. 우리 자신의 희망을 투사해서는 안 됩니다. 그렇지 않으면 환자들을 진정으로 돕지 못할 것입니다.

겉으로 보기에 분노의 단계를 전혀 겪지 않는 것처럼 보이는 환자가 있습니다. 자신이 왜 죽어야 하는지에 대해서도 묻지 않습니다. 왜 그럴까요? 신앙심 때문일까요?

그렇습니다. 신앙심이 깊은 환자는 왜 이 일이 자신에게 일어났는지 묻지 않을 수도 있습니다. 만약 환자가 자신이 불치병에 걸리기 전에 진정으로 수용의 단계에 도달했다면 그는 분노의 단계를 전혀 겪지 않을 것입니다.

죽어가는 환자에게 "아마도 이것이 신의 뜻인가 봅니다."라고 말하는 것에 대해 어떻게 생각하십니까?

저는 이러한 말을 좋아하지 않습니다. 이러한 말은 '곤란한 상황에서 손쉽게 빠져나가기 위한 방법'으로 사용될 때가 많고 환자에게 그다지 도움이 되지도 않습니다. 그리고 환자가 성직자와 신에게 더 많은 분노를 터뜨리게 만들 때가 많습니다.

'불멸'이라는 개념을 가지고 있지 않은 사람들은 죽음의 여러 단계들을 거칠 때 더 힘든 시간을 보냅니까?

반드시 그렇지는 않습니다. 자신의 종교적 신념에 불멸에 대한 분명한 믿음이 포함되어 있는지 아닌지는 중요하지 않습니다. 자신이 어떠한 사람인지, 어떠한 종교적 신념을 가지고 있는지에 상관없이, 진실하고 참된 사람인지가 더 중요하게 작용합니다. 어떠한 형식으로든 불멸을 믿지 않는 사람들은 거의 없습니다. 어떤 사람들에게 불멸은 자신이 세상에 남기는 작품입니다. 어떤 사람들은 자신의 아이들을 통해 계속해서 살아갑니다. 한편 어떤 사람들은 부활이나 사후 세계의 실재를 믿습니다.

무신론자를 상대해보신 적이 있습니까? 무신론자는 죽음을 어떻게 받아들였습니까?

우리가 함께 일했던 진정한, 진짜 무신론자는 오직 네 명뿐이었습니다. 그리고 이들은 죽음을 수용하고 놀랍도록 평온하게 사망했습니다. 신앙심이 깊은 사람과 별반 다르지 않았습니다.

죽어가는 환자가 종교적 신념이 아예 없거나 종교적 신념을 부정하는 경우에 어떻게 대처해야 할까요? 어떤 방법으로 위안과 의미를 줄 수 있을까요?

죽어가는 환자에게 위안을 주는 방법은 많습니다. 이를 환자의 종교적 신념에 의존해서는 안 됩니다. 위안은 환자의 곁에 있어주고, 환자에게 신체적 편안함을 제공하고, 통증을 완화해주고, 등을 문질러주고, 환자가 혼자서 움직일 수 없다면 환자를 산책시켜주고, 환자의 손을 잡아주고, 환자의 욕구에 귀를 기울여주는 것입니다. 이러한 방법을 통해 우리는 환자가 신앙이 있든 없든 관계없이 환자들을 도울 수 있습니다. 진정한 사랑과 믿음은 말보다 행동으로 전달될 때가 많습니다.

연구는 가치 있는 경험입니다. 하지만 경험 그 자체와 동등하지는 않습니다. 환자를 돕는 직업을 가진 사람들은 어떻게 하면 죽음을 진정으로 이해할 수 있을까요?

진실이 무엇인지 아무도 확실하게 알 수 없습니다. 우리는 다만 어림잡을 수 있을 뿐입니다. 우리는 죽어가는 환자들과 공감하고 진실을 어렴풋이 알 수는 있지만 죽음의 완전한 의미를 진정으로 이해할 수는 없습니다. 그렇지만 죽어가는 환자들과 그 문제들을 외면하고 회피하는 것보다는 질문들을 던지고 답을 찾으려 애쓰는 것이 더 낫다고 생각합니다.

수용의 단계에 있는 환자들은 어떠한 종류의 희망을 표현합니까?

이들이 표현하는 희망은 자신이 두고 떠나는 가족들과 관련되어 있을 때가 많습니다. 가령 자신이 이 세상에 흔적을 남기기를 바라는 희망, 아이들이 스스로의 힘으로 살아갈 수 있도록 충분히 독립적으로 키웠기를 바라는 희망 등이 있습니다. 또한 이러한 환자들은 신이 자신을 그분의 낙원에 받아들여주기를 바라는 희망도 표현합니다. 많은 환자들은 마지막 희망을 이렇게 표현합니다. "저는 마지막 순간까지 품위를 지킬 수 있기를 바랍니다.", "저는 신이 이 고통을 빨리 없애주시기를 바랍니다." 의료진은 환자의 희망을 북돋워줘야 합니다. 반면, 자기 자신의 희망을 환자에게 투사해서는 안 됩니다. 의료진의 희망은 치유, 치료, 생명 연장과 관련되어 있을 가능성이 높습니다.

일요일에 저는 외국에서 선교를 마치고 돌아온 선교사와 이야기를 나누었고 그녀에게 '죽음과 죽어감'에 대한 세미나에 참석할 예정이라고 말했습니다. 그러자 그녀는 곧장 제게 '기독교인'인지 묻더니 유일하게 중요한 일은 환자가 '죽을 준비'가 됐는지 그리고 '하나님'을 영접했는지 알아보는 일이라고 장황하게 설명했습니다. 그녀가 환자의 병실마다 뛰어 들어가서 '죽을 준비'가 됐느냐고 묻는 장면이 떠올랐습니다. 이와 같이 신앙심이 깊은 사람들에게 죽음에는 위에서 언급한 것보다 더 많은 측면들이 있다는 사실을 어떻게 이해시키십니까?

저는 이러한 사람들이 진정으로 신앙심이 깊은 사람들이라고 생각하지 않습니다. 만약 이들이 정말로 훌륭한 기독교인이라면 모든 인간을 '자신의 이웃'으로 받아들일 것이고 상대가 기독교인인지 아닌지에 따라서 옳고 그름을 판단하지 않을 것이기 때문입니다.

박사님의 경험상, 대단히 신앙심이 깊은 사람들은 다른 일반적인 사람들에 비해 죽음을 더 쉽게 받아들입니까?

그렇습니다. 만약 그들이 진짜로 신앙심이 깊고 자신의 신 앙을 내면화했다면 말입니다.

신에 대한 깊은 믿음(기독교이든 다른 종교이든)이 죽음과 대면하는 일에 도움 이 된다고 생각하십니까? 신앙이 의학적 도움을 대신하게 된다면 어떤 사람 들에게 해로울까요?

크리스천 사이언스*에 대해 말하는 것 같군요. 환자들이 오 직 신앙의 힘만으로 자신이 신체적으로 건강해질 수 있다 고 믿어서 의학적 도움을 너무 늦게 구하는 경우를 많이 목격했습니다. 환자들에게 이러한 종류의 신앙은 분명히 해가 됩니다. 저는 의학과 신앙이 함께 힘을 합쳐야 한다고 생각합니다. 하나가 다른 하나를 배제해서는 안 됩니다.

기독교인 환자와 비기독교인 환자는 죽음을 수용하는 방식에 차이가 있습 니까?

우리는 비기독교인 환자들보다 기독교인 환자들과 더 많이 일했습니다. 하지만 중요한 변수는 무슨 종교를 믿는가가 아니라 '얼마나' 진실하게, 진심으로 믿는가입니다. 환생을

---

* 기독교 교파의 하나. 물질세계는 실재가 아니며 병도 기도만으로 치유할 수 있다고 믿 는다.

믿는 사람들이나 동양 문화권 출신의 사람들은 믿을 수 없을 정도로 평화롭고 평온하게 죽음을 받아들이는 경우가 많습니다. 매우 어린 나이임에도 불구하고 말입니다. 반면 많은 기독교인 환자들은 죽음을 받아들이는 일에 어려움을 겪습니다. 진정으로 신앙심이 깊은 소수의 사람들만이 평화롭고 평온하게 죽음을 받아들입니다. 하지만 상담을 하면서 이러한 사람들을 만나기란 매우 힘듭니다. 대부분의 경우, 고통을 겪고 있는 환자들이 상담 요청을 하기 때문입니다. 우리가 연구한 환자들 중 약 95%는 어떤 식으로든 종교를 가지고 있었지만 그리 신앙심이 깊지는 않았습니다. 이들은 사후에 받을 벌에 대한 걱정, 놓쳐버린 기회들에 대한 후회와 죄책감을 느끼고 있었습니다.

그동안의 경험에 비추어보실 때, 신과의 깊고 지속적인 관계가 죽음을 의미 있고 견디기 '더 쉽게(이 단어를 사용해서 죄송합니다.)' 만들어준다고 생각하십니까?

신과 깊고 지속적인 관계를 맺은, 진정으로 신앙심이 깊은 사람들은 평온하게 죽음과 대면하는 일이 훨씬 더 쉽습니다. 하지만 우리는 이러한 사람들을 자주 보기 힘듭니다. 이들은 불안해하지 않아서, 우리의 도움을 필요로 하지 않기 때문입니다.

자신의 종교에 믿음(가령, 천국에서는 더 좋은 삶을 누릴 수 있다는 가톨릭교의 믿

음)이 확고한 사람 또한 죽음의 5단계를 똑같이 겪습니까?

그렇습니다. 신앙심이 깊은 사람들 또한 죽음의 5단계를 똑같이 겪습니다. 다만 더 빠르고 덜 혼란스럽게 겪을 뿐입니다.

박사님은 기도가 어떠한 방식으로 환자들과 가족들이 죽음과 대면하도록 돕는다고 생각하십니까?

만약 환자나 가족이 기도를 필요로 한다면, 기도가 도움이 된다고 생각합니다. 만약 죽어가는 환자가 기도를 필요로 하는지 확신이 들지 않는다면, 그의 병실에 불쑥 들어가서 그와 함께 기도하지는 마시기 바랍니다. 먼저 환자에게 기도를 원하는지 물어보십시오. 만약 환자가 원한다고 말하면 기도를 시작하되 기도서를 이용하지는 마시기 바랍니다. 미리 준비된 기도문을 읽는 대신, 자신의 가슴과 영혼에 귀를 기울인 다음 마음에서 우러나는 기도를 하십시오. 배려심이 깊은 사람의 마음에서 우러나는, 솔직한 기도가 진정제보다 더 도움이 될 수 있습니다.

.

제13장

개인적인
질문들

학생들은 내게 어떻게 한 사람이 '가망 없는 환자들'을 돌보는 일에 그렇게 많은 시간을 쓸 수 있는지 묻곤 한다. 오랜 기간 동안 이러한 종류의 '슬픈 일'을 할 수 있는 힘이나 신념을 어디에서 얻느냐고도 묻는다. 이러한 질문들에 대한 몇몇 답들은 우리의 자원이 어디로부터 나오는지 그리고 환자에게 과도하게 개입해서 우리 자신의 웰빙이 손상되는 문제에 어떻게 대처하는지 이해하는 데 도움이 될 것이다.

나는 내가 시한부 환자가 아닌 환자들 또한 돌본다는 사실을 강조하고 싶다. 그리고 내게는 보살필 가족, 집, 정원도 있다. 나는 어떠한 사람도 1주일에 5일, 혹은 하루에 9시간씩 전적으로 죽어가는 환자들과만 일해서는 안 된다고 생각한다. 이 일은 극도로 힘들고 감정이 소진되는 일이다. 우리들 각자는 지나치게 소진된 나머지 헌신적으로 일할 수 없는 지경이 되기 전에 '배터리를 재충전을 하는' 자기만의 방식을 발견해야 한다.

박사님은 정서적 균형을 어떻게 유지하십니까? 또한 어떻게 죽음과 관련된 이러한 분야에서 그토록 헌신적으로 일하면서도 압도당하거나 우울감에 시달리지 않으실 수 있습니까? 이 질문은 제게 중요한 문제입니다. 박사님이 이 점에 대해 의견을 말씀해주시면 감사하겠습니다. 다시 말해, 환자들에게 공감하지만 환자와 자신을 지나치게 동일시하거나 압도당하지 않는 방법에 대해 알고 싶습니다.

저는 죽어가는 환자들과 일하는 것이 매우 만족스럽습니다. 물론 슬플 때가 많지만 우울하지는 않습니다. 일단, 제가 이 일을 풀타임으로 하고 있지 않다는 사실을 강조하고 싶습니다. 저는 시한부 환자가 아닌 환자들 또한 진료합니다. 이들 중 일부는 정신과 환자이고 일부는 아닙니다. 저는 환자들이 건강을 회복하고 삶의 기회를 다시 되찾는 것을 봅니다. 백혈병에 걸린 아이들 중 많은 아이들은 병의 차도를 보이고 유치원에 다니기 시작하거나 초등학교에 입학합니다. 아이들이 고등학교를 졸업하면서 느끼는 행복을 저도 함께 경험합니다. 아이들은 자신이 이러한 목표에 다다를 수 있을 것이라고 전혀 기대하지 못했습니다. 또한 소녀들이 사랑에 빠지고 하루하루를 충만하게 사는 모습을 봅니다. 우리는 죽어가는 아이들의 가족들과 슬프고 힘든 시간만 공유하는 것이 아니라 이러한 인생의 빛나는 순간들 또한 공유합니다. 죽어가는 환자들과 일하면서 우리는 이러한 환자들의 가족들과 의미 있는 관계를 구축합니다. 배우자를 잃은 여성들과 남성들은 환자가 사망한 이후 몇 년이 지난 다음 제게 연락하기도 합니다. 그리고 결혼 계획이나 임신 사실을 전합니다. 이러한 식으로, 저는 시한부 환자의 죽음뿐만 아니라 환자 가족들의 삶의 모든 측면에 참여하게 됩니다. 또한 저는 저 자신의 행복한 가정으로부터 정서적 균형을 얻습니다. 이해심 많은 남편과 건강한 두 아이들이 있지요. 그리고 가꿔야 할 집과 정원도 있습니다. 또한 정기적으로 휴가를 떠나고 스위스나 알래스카에 있는 산을 등반합니다. 매년 그곳에서 저는 몇 주일 동안 제 일과 제 환자들에 대해 잠시나마 잊을 수 있습니다.

박사님의 관점은 종교나 특별한 철학에 의해 동기를 부여받은 것입니까?

저는 종교에 의해 동기를 부여받아서 이 일을 시작하지 않았습니다. 죽어가는 환자들과 일하기 시작했을 때 아무도 저를 종교적인 사람으로 여기지 않았습니다. 그렇지만 죽어가는 환자들과 오랜 시간 동안 일을 하면서, 저는 예전보다 훨씬 더 종교적인 사람으로 변했습니다. 또한 시한부 환자들로부터 배운 교훈들이 제 삶의 철학이 됐습니다.

박사님 자신의 죽음을 수용하는 것은 박사님에게 어떠한 의미인가요?

그때가 언제 오든지 간에 죽을 준비가 되어 있다는 의미입니다. 또한 오늘이 마지막 날인 것처럼 하루하루를 살려고 노력할 것이라는 의미입니다. 물론 오늘과 같은 날이 수없이 많이 남아 있을 것이라고 희망하면서 말입니다.

죽음의 순간에 곁에 있었던 환자가 몇 명 정도 됩니까? 환자에게 무슨 말을 하거나 어떤 행동을 하셨나요?

죽음의 순간에 곁에 있었던 환자는 그리 많지 않습니다. 대개 제가 하는 일들은 죽음이 발생하기 이전에 하는 일들입니다. 저는 의료진이 인간을 돌볼 수 있는 모든 방식을 총동원해 제 환자들을 잘 돌보고 있는지를 확인합니다. 죽음의 순간에 환자의 곁에 있는 특권이 주어졌던 경우, 저는 거의 한마디도 하지 않았던 것 같습니다. 저는 그저 환자의 옆에 앉아서 환자의 손을 잡았습니다. 환자의 가족들이 있는 경우 죽어가는 환자의 손보다 가족들의 손을 더 힘껏 잡아야 할 때도 많았습니다.

죽음에 대해 오랫동안 연구하셨는데, 사후 세계에 대한 박사님의 개인적인 생각이 궁금합니다.

죽어가는 환자들과 일하기 시작하기 전에 저는 사후 세계를 믿지 않았습니다. 하지만 이제 저는 추호도 의심하지 않고 사후 세계를 믿습니다.

환자들을 제때에 진료하면서도 박사님의 가족들을 위한 시간을 확보하기 위해 어떻게 일상생활을 관리하십니까?

돌보는 환자들의 수가 과도하지 않아야 그렇게 할 수 있습니다. 죽음에 가까워진 시한부 환자를 한꺼번에 10명 이상 돌보고 있다면, 그들이 저를 필요로 할 때 그들 곁에 있을 수 없는 지경에 이를 것입니다. 그렇기 때문에 환자가 우리를 필요로 할 때 곁에 있어줄 수 있는 사람들로 이루어진 훌륭한 학제간 팀이 반드시 필요합니다. 저도 집에 갑자기 일이 생겨 가봐야 할 때가 가끔 있습니다. 평소에도 가족을 위해 저녁 식사를 준비하려고 노력합니다. 아이들의 학교에 방문하거나 딸아이를 걸 스카우트에 데려다주거나 아들아이를 학교 행사에 데려다줘야 할 때도 많습니다. 제 가족에게는 제가 필요하고, 저는 항상 가족의 필요를 가장 우선시합니다. 그렇지만 제게는 간호사, 성직자, 사회복지사, 의사들이 있고 그들은 제가 물리적으로 환자들 곁에 있을 수 없을 때 저를 대신할 수 있습니다. 저는 밤낮을 구분하지 않고 항상 환자들과 연락이 닿을 수 있도록 하려고 노력합니다. 제 환자들은 제 집 전화번호를 알고 있습니다. 가끔 전화 통화와 관련하여 가족들이 많은 것을 감수해야 하기도 하지만, 가족들은 이를 삶의 일부로 받아들였고 제 일에 각자 나름대로 기여를 하고 있다고 여깁니다.

많은 환자들을 반복적으로 상실하는 일에 개인적으로 어떻게 대처하십니까?

저는 죽어가는 환자들과 좋고 멋지고 독특한 경험들을 매우 많이 했습니다. 우리는 함께 죽음의 단계들을 헤쳐 나갔고 함께 수용의 단계에 도달했습니다. 저는 환자가 세상을 떠날 때 오히려 안도할 때가 많습니다. 그가 고통에서 벗어나서 평온해졌기 때문입니다. 그래서 저는 환자가 살아 있는 동안 제가 할 수 있는 최선을 다했다고 느낍니다. 그런 다음 환자와 끊을 수 있어야 합니다. 즉, 이 관계에서 저 자신을 분리하고 에너지를 다른 환자에게 쏟아야 합니다. 제 생각에, 중요한 기술은 어떻게 하면 환자에게 정서적으로 깊은 관계를 맺지 않을지가 아니라 어떻게 하면 정서적으로 깊은 관계를 맺은 다음 '다시 스위치를 전환할지'를 알아내는 것입니다. 환자들이 사망하면 슬픕니다. 하지만 우울하지는 않습니다.

박사님 자신의 죽음에 대해 어떻게 느끼시는지 말씀해주실 수 있습니까? 박사님 자신의 죽음은 박사님에게 무엇을 의미합니까?

평온을 의미합니다!

수용의 단계와 하루하루를 충실히 사는 것이 박사님과 박사님 가족의 삶의 태도가 되는 데 얼마나 걸렸습니까?

저는 이 일은 오랜 시간이 걸린다고 생각합니다. 저는 스위스에서 자랐습니다. 스위스는 미국에 비해 죽음을 훨씬 덜 부정하는 사회입니다. 그렇기 때문에 아마 저는 다른 사람들보다 좀 더 앞서 있었을지도 모릅니다. 죽어가는 환자들과 함께 일을 하면 죽음에 대한 두려움이 사라지게 되고, 자기도 모르는 새에 수용의 단계에 있는 환자들과 매우 닮게 됩니다. 정확히 얼마만큼이 지나야 이렇게 되는지 알아내기는 어렵지만, 저의 경우 죽어가는 환자들과 오랫동안 일하면서 이렇게 변했습니다.

죽어가는 환자와 함께 있을 때 울고 싶은 기분이 들 경우 어떻게 하십니까? 그들과 함께 우십니까, 아니면 다른 방식으로 반응하십니까?

저는 죽어가는 환자들과 함께 눈물을 흘릴 때가 많습니다. 그리고 저는 이 사실이 부끄럽지도 이것이 '전문가답지 못하다고' 생각하지도 않습니다.

죽어가는 사람들과의 이러한 작업이 박사님에게 어떠한 영향을 미쳤습니까?

제 삶을 훨씬 더 의미 있고 풍요롭게 만들어주었습니다.

시한부 환자들과의 관계 속에서 정서적으로 자기 자신을 어떻게 보호하십니까? 만약 보호하신다면 말입니다.

저는 과감하게 환자들과 정서적으로 교감을 합니다. 이렇게 하면 에너지의 절반쯤을 감정을 억누르는 데 써버리는 문제를 방지할 수 있습니다.

박사님의 배경을 모두 감안했을 때, 박사님은 자기 자신의 죽음을 기꺼이 수용할 것이라고 말씀하실 수 있습니까?

네, 그렇습니다.

사이가 가까워진 환자들의 죽음에 정서적으로 어떻게 대처하십니까?

이것이 마지막 인사라는 사실을 의식하면서 그들에게 작별 인사를 합니다. 마치 기차역이나 공항에서 사람들에게 작별 인사를 할 때처럼 말입니다. 그들이 멀리 떠난다는 사실을 알고 있지만 얼마나 오래 못 만날지 혹은 그들을 다시 만날 수 있을지 모르는 때처럼 말입니다.

제가 처음 불치병에 걸렸다는 사실을 알게 됐을 때 저는 미래를 빼앗겼다고 느꼈습니다. 저와 같은 상황에 처한다면 박사님도 비슷한 감정을 느끼실 것 같습니까?

자신이 불치병에 걸렸다는 사실을 처음으로 알게 된 환자들 대부분은 극도의 고통과 괴로움을 느낍니다. 그리고 미래를 박탈당했다고 생각합니다. 이는 매우 정상적인 반응이지만 보통 오랫동안 지속되지는 않습니다. 환자들은 '바로 지금 여기'에 집중하기 시작하고 더 충만하게 살기 시작합니다. 매일매일 더 의식적으로 더 깊이 있게, 더 열정적으로 살기 시작합니다. 미래가 얼마 남아 있지 않기 때문입니다. 몇 년 전이었다면 처음 불치병을 알게 되었을 때 아마 저도 당신과 똑같이 반응했을 것입니다.

박사님은 인간이 불멸한다고 생각하십니까?

저는 우리의 신체는 죽지만 우리의 정신이나 영혼은 죽지 않는다고 생각합니다.

박사님의 프로그램은 어떻게 자금을 공급받습니까? '죽음과 죽어감'에 대한 상담이 환자에게 항상 무료로 제공되어야 한다고 생각하십니까?

제 프로그램은 자금을 공급받지 않습니다. 저는 한 번도 시한부 환자나 그의 가족들에게 비용을 청구한 적이 없습니다. 그들의 재정 상황에 상관없이 말입니다. 저는 미국, 캐나다, 유럽 각지에서 워크숍을 개최하고 강의에 대해 사례비를 받습니다. 그 덕분에 저는 시한부 환자들을 무료로 진료할 수 있습니다. 저는 어떠한 곳으로부터도 보조금이나 기금을 받은 적이 없습니다. 저는 시한부 환자와 함께 일하는 것은 성직자들이 수행하는 일과 비슷한 일종의 봉사라고 생각합니다. 죽어가는 환자에게 비용을 청구하는 일은 상상도 할 수 없습니다. 미국에서 불치병과 장기 질환을 치료하는 일은 극도로 비싸기 때문이기도 하지만, 이 일은 돈으로 계산할 수 없는 인도주의적인 봉사이기 때문이기도 합니다. 저는 파트타임으로 이 일을 하는 사람들은 자기 자신과 가족들을 부양하기 위해 다른 수단을 마련해야 한다고 생각합니다. 남편이 제 일에 보조금을 주기를 바라는 것은 아니지만, 혼자서 가족을 부양해야 하는 상황이 아니라서 유리한 점이 분명 있는 것은 사실입니다.

만약 박사님이 불치병에 걸렸고 곧 죽게 되었다면, 그 사실을 자녀들에게 어떻게 말씀하시겠습니까?

저는 아이들 한 명 한 명과 각각 따로 만나서 제가 몹시 아프다고 말할 것입니다. 그런 다음 아이들의 질문에 귀를 기울이고 모든 질문에 마음을 터놓고 솔직하고 정직하게 대답하겠습니다. 모든 사람이 불치병에 걸려 가족을 준비시키는 시간을 가지는 '특권'을 누릴 수 있는 것은 아니기 때문에, 우리는 항상 아이들이 언제 어느 때든 가족의 죽음에 대비하도록 키워야 합니다. 또한 오늘이 마지막 날인 것처럼 하루하루를 살아야 하고 우리가 함께 있는 모든 순간을 즐겨야 합니다. 충만하게 살았다는 감사의 마음과 더불어, 우리가 아이들에게 남겨줄 수 있는 유일한 선물은 오직 추억뿐입니다.

우리 모두는 언젠가 죽는다. 모두가 알고 있는 진리이다. 하지만 대부분의 사람들은 이 진리를 모르는 척, 있어도 없는 척하며 바쁘게 살아간다. '삶'에 대한 문제들도 답을 찾지 못하겠는데 하물며 '죽음'에 대해 고민할 여력이 어디 있느냐며 말이다. 게다가 '죽음'이라는 주제는 우리에게 본능적으로 두려움과 공포, 거부감을 불러일으킨다. 부모, 가족, 친구들 등 사랑하는 이들뿐만 아니라 나 자신도 언젠가는 죽음을 맞이하리라는 사실은 상상만으로도 무섭고 불쾌하고 진저리가 쳐진다.

이 책의 저자 엘리자베스 퀴블러 로스 박사는 1969년에 자신의 첫 책 『죽음과 죽어감』을 통해 2년 반 동안 시한부 환자들을 관찰하고, 인터뷰하고, 연구한 결과를 빼곡히 정리해 세상에 내놓았고, 이 책은 출간되자마자 곧바로 전 세계 의학 전문가와 일반 독자들의 이목을 사로잡으며 베스트셀러가 됐다. 『죽음과 죽어감』에서 제시한 '죽음의 5단계(부정-분노-협상-우울-수용)'는 이제 보통 사람들도 한 번쯤은 들어봤음직한 보편적인 이론으로 자리 잡았고 유수의 심리서, 의학서, 교양서에 수없이 인용되고 있다. 또한 『죽음과 죽어감』은 임상 실무를 변화시켰고 질병과 죽어감에 대해 개인의 자주권을 회복시켰다는 점에서 환자와 의료진의 관계를 근본적으로 재편했다.

이 책은 엘리자베스 퀴블러 로스 박사가 『죽음과 죽어감』이 출간된 1969년 이후 5년 동안 죽어가는 환자를 돌보는 일에 관한 약 700회의 워크숍, 강연, 세미나에 참가하면서 청중들이 가장 많이 던진 질문들과 이에 대한 자신의 대답을 모아 1974년에 출간한 책이다. 청중들에는 의사, 간호사, 사회복지사, 작업치료사, 재활훈련사 등 의료 서비스 전문가들뿐만 아니라 사랑하는 사람을 상실한 일반인들도 포함되어 있었다. 이 책에는 '죽음과 죽어감'에 대해 사람들이 궁금해할 법한 거의 모든 질문들이 총망라되어 있다. 의료 서비스업에 종사하는 전문가들뿐 아니라 현재 중증 질환을 앓고 있는 환자 본인, 환자의 가족, 언젠가는 사랑하는 이의 죽음이나 자기 자신의 죽음과 대면할 수밖에 없는 모든 사람들은 이 책을 통해 '죽음'에 대해 다시 한 번 생각해보고 성찰해보는 기회를 가질 수 있을 것이다.

개인적으로, 2017년 초에 아버지가 갑작스럽게 돌아가시는 크나큰 아픔을 겪었다. 2017년 가을과 겨울, 이 책을 번역하면서 깊은 고통과 슬픔, 그리고 희망과 감동을 동시에 느꼈다. 무엇보다 처음부터 끝까지 일관적으로 '죽어가는 환자들'의 입장에서 생각하고, 이들과 공감하고, 이들을 도우려 애쓰는 엘리자베스 퀴블러 로스 박사의 모습에서 뜨거운 인간애를 느꼈고 존엄하고 평온한 죽음에 대해 다시금 생각해보게 됐다.

2018년 2월부터 대한민국에서는 '연명의료결정법'이 시행된다. 죽어가는 과정에 있다는 의학적 판단을 받은 환자에게 심폐소생술, 혈액 투석, 항암제, 인공호흡기 사용 등의 연명 의료를 시행하지 않거나 중단하는 결정을 환자 본인이나 환자의 가족이 내릴 수 있도록 하는 법이다. 이 법의 시행을 앞두고 '존엄사'와 '좋은 죽음'에 대한 사람들의 고민과 사회적 논의도 활발해지고 있는 상태이다. 이 책이 이러한 고민과 논의에 작은 보탬이 되기를 바란다. 또한 이 책의 원전 격인 『죽음과 죽어감』도 꼭 함께 읽기를 부탁드린다. 엘리자베스 퀴블러 로스 박사의 말처럼 우리는 '죽음'에 대해 깊이 고민하고 이해하고 '인간의 유한성'을 받아들일 때 완전히 달라진 '삶'을 의미 있고 충만하게 살 수 있을 것이다.

2017년 겨울
역자 안진희

| 저자 소개 |

엘리자베스 퀴블러 로스 Elizabeth Kübler – Ross

인간의 죽음에 대한 연구에 일생을 바쳐 미국 시사 주간지 《타임》이 '20세기 100대 사상가' 중 한 명으로 선정한 엘리자베스 퀴블러 로스는 1926년 스위스 취리히에서 세쌍둥이 중 첫째로 태어났다. 자신과 똑같은 모습의 다른 두 자매를 바라보며 일찍부터 자신의 정체성에 대해 고민을 시작한 그녀는 '진정한 나는 누구인가? 어디서 와서 어디로 가는 존재인가?'라는 질문을 평생 놓지 않았다.

제2차 세계대전이 끝나고, 열아홉의 나이로 자원봉사 활동에 나선 엘리자베스는 폴란드 마이데넥 유대인 수용소에서 인생을 바칠 소명을 발견한다. 그곳에서 죽음을 맞이해야 했던 사람들이 지옥 같은 수용소 벽에 수없이 그려놓은, 환생을 상징하는 나비들을 보고 삶과 죽음의 의미에 대해 새로운 눈을 뜨게 된 것이다. 취리히 대학에서 정신의학을 공부한 그녀는 미국인 의사와 결혼하면서 뉴욕으로 이주한다. 이후 뉴욕, 시카고 등지의 병원에서 죽음을 앞둔 환자들의 정신과 진료와 상담을 맡는데, 의료진이 환자의 심박 수, 심전도, 폐 기능 등에만 관심을 가질 뿐 환자를 한 사람의 인간으로 대하지 않는 것에 충격을 받는다.

그녀는 앞장서서 의사와 간호사, 의대생들이 죽음을 앞둔 환자들의 마음속 이야기를 들어주는 세미나를 열고, 세계 최초로 호스피스 운동을 의료계에 불러일으킨다. 그리고 죽어가는 이들과의 수많은 대화를 통해 '어떻게 죽느냐?'라는 문제가 삶을 의미 있게 완성하는 중요한 과제라는 깨달음에 이른다. 그녀가 시한부 환자 5백여 명을 인터뷰하며 그들의 이야기를 담아 써낸 『죽음과 죽어감(On Death and Dying)』은 전 세계 25개국 이상의 언어로 번역될 만큼 큰 주목을 받았고, 그녀는 '죽음' 분야의 최고 전문가가 된다. 이후 20여 권의 중요한 저서들을 발표하며 전 세계의 학술 세미나와 워크숍들로부터 가장 많은 부름을 받는 정신의학자가 된 그녀는 역사상 가장 많은 학술상을 받은 여성으로 기록된다.

그녀는 죽음에 관한 최초의 학문적 정리를 남겼을 뿐만 아니라, 삶에 대해서도 비할 바 없이 귀한 가르침을 이야기했다. 그리고 죽음에 이르는 순간까지 그 가르침을 전하며 살았다.

그녀는 2004년 8월 24일 눈을 감았다.

안진희

　중앙대학교 영어영문학과를 졸업하고 영화 홍보마케팅 분야에서 일하며 다양한 영화를 홍보했다. 현재는 프리랜서로 일하며 책을 기획하고 번역한다. 사람들의 마음을 움직이는 책에 관심이 많다.『히든 피겨스』『발가락 코 소년』『페이스북 심리학』『소년의 심리학』『부모의 자존감』『아이와의 기싸움』『내 어깨 위 고양이, Bob』등을 옮겼고,『월든 필사책: 소로우가 되는 시간』을 엮고 옮겼다.

죽음과 죽어감에 답하다

초판 1쇄 발행　2018년 3월 20일
초판 4쇄 발행　2024년 6월 10일

지은이　엘리자베스 퀴블러 로스
옮긴이　안진희
펴낸이　이종호
편　집　김미숙
디자인　씨오디
발행처　청미출판사
출판등록　2015년 2월 2일 제2015-000040호
주　소　서울시 마포구 토정로 158, 103-1403
전　화　02-379-0377
팩　스　0505-300-0377
전자우편　cheongmipub@daum.net
블로그　blog.naver.com/cheongmipub
페이스북　www.facebook.com/cheongmipub
인스타그램　www.instagram.com/cheongmipublishing

ISBN　979-11-959904-9-8　04510
　　　　979-11-959904-8-1　04510 (세트)

이 도서의 국립중앙도서관 출판예정도서목록(CIP)은 서지정보유통지원시스템 홈페이지(http://seoji.nl.go.kr)와 국가자료공동목록시스템(http://www.nl.go.kr/kolisnet)에서 이용하실 수 있습니다.(CIP제어번호 : 2018007457)
* 책값은 뒤표지에 있습니다.